AF377115

TUFFIER

PROFESSEUR AGRÉGÉ DE LA FACULTÉ DE PARIS
CHIRURGIEN DE L'HOPITAL BEAUJON

LA

Rachicocaïnisation

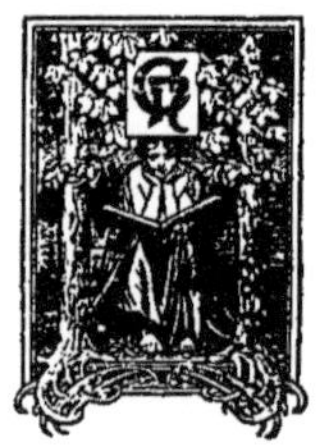

PARIS
C. Naud, Éditeur
3, rue Racine
1904

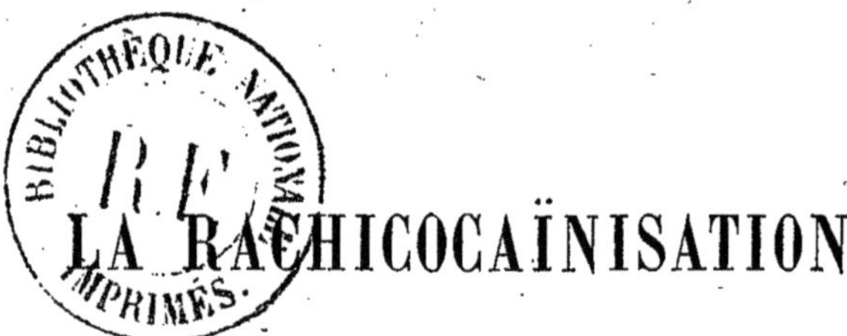

LA RACHICOCAÏNISATION

TUFFIER
PROFESSEUR AGRÉGÉ DE LA FACULTÉ DE PARIS
CHIRURGIEN DE L'HÔPITAL BEAUJON.

LA

RACHICOCAÏNISATION

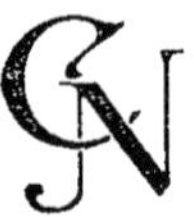

PARIS
C. NAUD, ÉDITEUR
3, RUE RACINE, 3

1904

LA RACHICOCAÏNISATION

ANALGÉSIE RÉGIONALE PAR INJECTIONS SOUS-ARACHNOÏDIENNES
DE CHLORHYDRATE DE COCAÏNE

Depuis le 11 novembre 1899, époque à laquelle je fis ma première communication sur l'*Analgésie chirurgicale par les injections intrarachidiennes de cocaïne* (1), la méthode a fait son chemin. Si elle a rencontré des adversaires opiniâtres, qui ont tenté d'entraver son essor, elle a trouvé aussi des partisans enthousiastes qui ont lutté pour sa propagation. — La *rachicocaïnisation* est une méthode qui a pris sa place dans la thérapeutique entre l'anesthésie générale et l'anesthésie locale. Ses indications et ses contre-indications offriront peut-être longtemps encore matière à discussion, sa technique reste sujette sans doute à de nouveaux perfectionnements, mais d'ores et déjà ses résultats sont suffisants pour lui attribuer une valeur pratique considérable et en faire une méthode d'anesthésie que tout chirurgien doit connaître et savoir employer à l'occasion.

*
* *

Je ne ferai pas ici l'historique complet de la rachi-

---

(1) TUFFIER. *Société de Biologie*, séance du 11 novembre 1899.

cocaïnisation. J'ai raconté ailleurs (1) comment, après Corning (1885) et après Bier (avril 1899), j'étais arrivé moi-même, en octobre 1899, à essayer pour la première fois les injections intrarachidiennes de cocaïne chez un malheureux jeune homme atteint d'un ostéosarcome inopérable de l'os iliaque et dont les douleurs étaient tellement atroces que la morphine n'arrivait pas à les calmer. — L'analgésie obtenue fut si parfaite que, quelques jours après, ayant dans mon service une autre malade atteinte d'un énorme sarcome récidivé de la cuisse, mais susceptible d'être enlevé, j'eus l'idée de l'opérer en m'adressant à ce nouveau mode d'analgésie. Or, à ma très grande surprise, je pus extirper le néoplasme sans que la malade en ressentît la moindre douleur.

Depuis cette époque je n'ai cessé d'employer la rachicocaïnisation toutes les fois que l'occasion s'en est présentée (le nombre de mes opérations avec ce mode d'anesthésie s'élève actuellement à plus de 1 500); j'ai accumulé les faits, multiplié les expériences, cherchant à perfectionner encore la technique que nous avions créée et à préciser davantage les indications que j'avais déjà posées (2).

---

(1) Tuffier. L'analgésie chirurgicale par voie rachidienne. Monographie (n° 24 de l'*OEuvre médico-chirurgicale*) Masson, édit., 1901, p. 4.

(2) Tuffier. Anesthésie par les injections sous-arachnoïdiennes de cocaïne en chirurgie. *Acad. de méd.*, 29 janvier 1901.

— Recherches sur l'analgésie chirurgicale par voie rachidienne. *Archives des sciences méd. de Bucarest.*

— Bougie pour la stérilisation à froid des solutions de cocaïne. *Soc. de chir.*, 13 février 1901.

— De la stérilisation des solutions de cocaïne. *Presse méd.*, 20 février 1901, p. 81.

— A propos de l'analgésie médullaire cocaïnique. *Presse méd.*, 6 avril 1901, S. 143.

— L'analgésie cocaïnique par voie rachidienne. *Soc. de chir.*, 17 avril 1901 et *Presse méd.*, 24 avril 1901, p. 189.

J'ai été secondé et approuvé par nombre de cher-cheurs. J'ai analysé leurs principaux travaux dans la Monographie que j'ai publiée en janvier 1901. La plupart des travaux parus depuis n'ont fait que confirmer les points déjà acquis à cette époque. On retrouvera, au cours de ce mémoire, les plus importants d'entre eux cités ou analysés en moment opportun.

Il n'en est pas de même de certaines publications qui marquent une étape nouvelle dans les progrès de la rachicocaïnisation ou qui, émanées des adversaires de la méthode, ont été dressées comme autant d'obstacles sur son chemin. Aux unes et aux autres je dois ici une mention, car elles sont la raison même de ce travail.

C'est d'abord CATHELIN (1) qui, à la fin de janvier 1901, imagine une nouvelle méthode d'injections intrarachidiennes, *les injections épidurales* [Je dois ici au moins une mention à cette méthode fille de la rachicocaïnisation]. Après les avoir expérimentées chez le chien, dans le laboratoire de M. le Pr Richet, à la Faculté de médecine, il les applique pour la première fois chez l'homme, le 5 février suivant, dans le service de M. Lejars, à l'hôpital Tenon, et, le 27 avril, il communique ses premiers résultats à la *Société de biologie* (2).

TUFFIER. Analgésie cocaïnique par voie extra-durale. *Soc. de biol.*, 4 mai 1901.

— A propos des injections épidurales sacro-coccygiennes. *Presse méd.*, 11 mai 1901, S. 194.

— Sur la rachicocaïnisation. *Soc. de chir.*, 29 mai 1901, et *Presse méd.*, 8 juin 1901.

— Sur la rachicocaïnisation. Discussion de la communication de M. Guinard « Technique rationnelle de la rachicocaïnisation » au *XIVe Congrès français de chirurgie*, séance du 22 octobre 1901 (soir).

— Technique actuelle de la rachicocaïnisation. *Presse méd.*, 3 décembre 1902, n° 97, p. 1159.

(1) F. CATHELIN. Les injections rachidiennes épidurales par ponction du canal sacré. Brochure, Paris, 1901, Lahure, imprim.

(2) F. CATHELIN. Une nouvelle voie d'injection rachidienne. Méthode des

Il avait été devancé dans la séance précédente par une
communication de M. Sicard (1) sur les « Injections
médicamenteuses extradurales par voie sacro-coccy-
gienne ». Je ne discuterai pas de nouveau ici la question de priorité soulevée à cette époque par MM. Cathelin et Sicard et dans laquelle je crus devoir
intervenir alors (2); aussi bien aurions-nous mauvaise
grâce de ne pas admettre aujourd'hui — puisque M. Cathelin a signé ce compromis — que « toute question de
« priorité étant écartée, MM. Sicard et Cathelin ont
« expérimenté simultanément et indépendamment l'un
« de l'autre (3) ». Quoi qu'il en soit, d'ailleurs, la voie
épidurale semble devoir être utilisée souvent en thérapeutique, à en juger par les résultats encourageants
qu'elle a déjà donnés entre les mains de Cathelin
et Sicard, Widal, Brocard, Chipault, Achard, Souques,
Bergouignan, etc., etc.

C'est ensuite CHAPUT qui, dans des communications
successives à la *Société de chirurgie* (4), démontre qu'il
est possible, en augmentant les doses de cocaïne et leur
vitesse d'injection, d'étendre considérablement le champ
de l'anesthésie ou même de le généraliser au corps tout
entier. La technique et les résultats de Chaput ont été
exposés depuis dans un mémoire paru dans la *Presse
médicale* (5).

---

injections épidurales par le procédé du canal sacré. *Soc. de biol.*, 27 avril
1901.

(1) A. SICARD. *Soc. de biol.*, 20 avril 1901.

(2) TUFFIER. Analgésie cocaïnique par voie extradurale. *Soc. de biol.*, 4
mai 1901, et *Presse méd.*, 8 mai 1901. S. 187 [note de M. Sicard].

— A propos des injections épidurales sacro-coccygiennes. *Presse méd.*,
11 mai 1901, s. 194.

(3) F. CATHELIN. *Presse méd.*, 4 mai 1901, s. 183.

(4) CHAPUT. *Soc. de chir.*, séances des 22 mai, 5 et 12 juin, 3 et 31
juillet 1901.

(5) CHAPUT. L'anesthésie générale ou très étendue obtenue par la rachicocaïnisation. *Presse méd.*, 9 nov. 1901, p. 265.

C'est enfin GUINARD qui, s'appuyant sur les recherches de RAVAUT et AUBOURG (1), nous éclaire sur la
pathogénie des symptômes parfois si pénibles — vomissements, céphalées — observés consécutivement
à la rachicocaïnisation et nous démontre qu'il est possible, par une légère modification de technique, de
supprimer ou du moins d'atténuer considérablement ces
symptômes (2). Avant Guinard, BIER (3), dans une communication au XXX° Congrès allemand de chirurgie,
prétendait avoir trouvé un moyen sûr et sans dangers
d'obtenir une anesthésie idéale ; mais son procédé n'a
reçu ni en Allemagne, ni en France, l'accueil qu'on lui
avait préparé et je ne connais guère, parmi nos collè-
gues, que M. Chaput (4) qui ait essayé, au moins dans
son temps essentiel — la ligature élastique du cou — le
nouveau procédé de Bier.

Mais pendant que se poursuivaient et se publiaient
toutes ces recherches, tendant au succès de la méthode,
elle était également attaquée. De ses adversaires
M. RECLUS a été le porte-bannière courageux, l'avocat
éloquent qui, devant l'Académie de médecine (5), à la
Société de chirurgie (6) et dans la presse (7), a mené

---

(1) RAVAUT et AUBOURG. Le liquide céphalo-rachidien après la rachicocaïnisation. *Soc. de biol.*, 15 juin 1901.

(2) GUINARD. *Soc. de chir.*, 3 juillet 1901.

— Technique rationnelle de la rachicocaïnisation. *XIV° Congrès franç.
de chir.*, Paris, 22 octobre 1901.

— A propos de la rachicocaïnisation. *Presse méd.*, 13 novembre 1901,
p. 277.

(3) BIER. Weitere Erfahrungen über Rückenmarksanästhesie. *XXX°
Congrès allemand de chir.*, Berlin, avril 1901.

(4) CHAPUT. L'anesthésie générale ou très étendue obtenue par la rachicocaïnisation. *Presse méd.*, 9 novembre 1901, p. 265.

(5) RECLUS. Rapport sur l'anesthésie par les injections intrarachidiennes
de cocaïne. *Acad. de méd.*, 19 mars 1901.

(6) RECLUS. Discussion sur la rachicocaïnisation. *Soc. de chir.*, 8 mai
1901.

(7) RECLUS. La méthode de Bier. *Presse méd.*, 11 mai 1901, p. 217.

terriblement le procès de la nouvelle méthode, accumulant contre elle les charges graves, accidents et morts, et demandant sa condamnation sans appel. — J'ai répondu à M. Reclus en temps et lieu (1), j'ai combattu ses arguments et détruit ses accusations ; mais dans ces derniers temps, des faits nouveaux, accidents graves et cas de mort, ont été apportés et imputés à la méthode par ses partisans eux-mêmes. Acceptés tels quels, ils seraient de nature à lui porter un réel préjudice, et il importe qu'ils soient repris et passés au crible d'une saine critique.

*
* *

Pour toutes ces raisons, j'ai cru ce nouveau mémoire nécessaire. Il représente la mise au point exacte, à ce jour, de cette passionnante question de la rachicocaïnisation, c'est-à-dire qu'à côté des faits anciens, définitivement établis, on y trouvera tous les faits intéressants récemment acquis ou encore à l'étude.

J'ai divisé ce travail en trois chapitres :

I. — Technique de la rachicocaïnisation.

II. — Effets de la rachicocaïnisation : 1) l'analgésie régionale ; 2) les effets accessoires : troubles et accidents divers.

III. — Applications chirurgicales : 1) résultats ; 2) indications et contre-indications.

---

(1) TUFFIER. L'analgésie cocaïnique par voie rachidienne. *Soc. de chir.*, 17 avril 1901, et *Presse méd.*, 24 avril 1901, p. 189.

— Sur la rachicocaïnisation. *Soc. de chir.*, 29 mai 1901, et *Presse méd.*, 8 juin 1901, p. 265.

CHAPITRE PREMIER

TECHNIQUE DE LA RACHICOCAÏNISATION

1. *Définition.* — La rachicocaïnisation, comme son nom l'indique, a pour but « d'introduire une solution de chlorhydrate de cocaïne dans le canal rachidien *sous l'enveloppe arachnoïdo-durale,* au contact direct des éléments nerveux radiculaires et médullaires, afin d'obtenir une anesthésie, ou mieux, une *analgésie* plus ou moins étendue des régions du corps innervées par ces éléments ».

2. *Rappel anatomique. Lieu d'élection de l'injection.* — Le seul endroit où ces injections puissent se faire sans danger de blessure pour la moelle correspond à l'espace qui s'étend entre la 2ᵉ vertèbre lombaire et la 2ᵉ vertèbre sacrée. Dans toute cette hauteur, en effet, le sac arachnoïdo-dural est vide de moelle et ne contient que les nerfs de la queue de cheval, nerfs flottants et mobiles qui peuvent fuir sous l'aiguille et dont la piqûre n'entraîne d'ailleurs aucune conséquence fâcheuse.

Je sais bien que deux médecins de San Francisco, Dudley Tait et Guido Caglieri (1), ont osé pousser des

---

(1) Dudley Tait and Guido Caglieri. Experimental and clinical notes on the sub-arachnoid space. Reprinted from the *Transactions of the medical Society of the State of California*, thirtieth annual session, april 1900.

injections de cocaïne dans le 6ᵉ espace cervical, qu'ils
déclarent ce procédé sans dangers et qu'ils prétendent
pouvoir ponctionner impunément la moelle elle-même !
Mais je doute fort que cette audace trouve autre chose
qu'un écho réprobateur de ce côté-ci de l'Atlan-
tique.

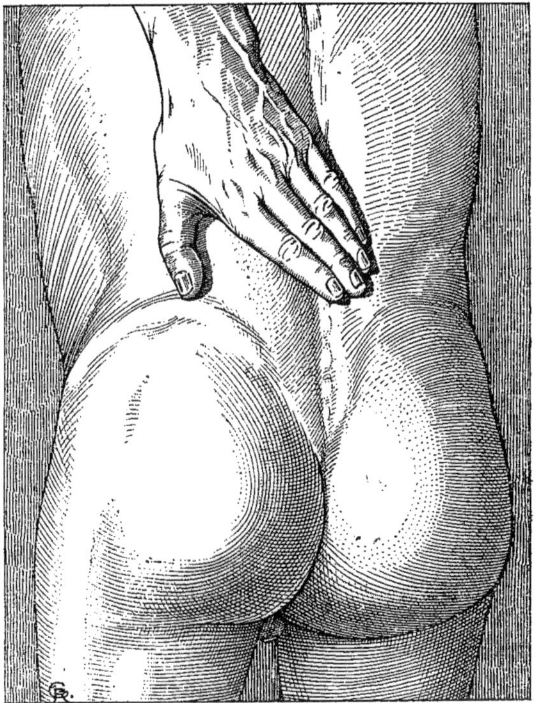

Fɪɢ. 1. — Manière de repérer la crête iliaque et l'apophyse épineuse de la
4ᵉ lombaire.

Je rappelle que, dans ses premiers essais médullaires,
Corning (1) injectait la cocaïne entre la 11ᵉ et la 12ᵉ ver-

____

(1) Spinal Anæsthesia and local Medication of the Cord. *New-York médical
Journal*, 1885, vol. XLII.

tèbres dorsales ; mais, à cette époque, le « père de la rachicocaïnisation » ne cherchait pas à pénétrer dans le sac arachnoïdien, pensant que l'alcaloïde était absorbé par le réseau veineux péri-médullaire et de là transporté dans la moelle. Ce n'est que plus tard qu'il se décida à ponctionner les méninges.

C'est dans la région lombaire inférieure seule, entre les limites indiquées plus haut, que doivent se faire la ponction et l'injection. Il est même préférable, pour éviter à coup sûr la blessure de la moelle, surtout chez les enfants où elle descend parfois assez bas, de ne pas ponctionner entre la 2e et la 3e lombaires. Restent donc 3 espaces intervertébraux par lesquels on peut aborder le sac lombaire : ces espaces sont ceux des 3e et 4e, des 4e et 5e vertèbres lombaires et l'espace lombo-sacré. Tous ces espaces sont également abordables, et il importe peu, au point de vue du résultat de l'injection, que celle-ci ait été faite dans l'un ou l'autre d'entre eux. Je ne connais d'ailleurs que Chipault(1) et Rodman(2) qui aient employé la voie lombo-sacrée ; tous les autres expérimentateurs ont adopté soit le 3e, soit surtout le 4e espace intervertébral lombaire.

Je préfère ce dernier à cause de son repérage plus rapide et quasi-mathématique. Juvara(3) fait remarquer que « ce 4e espace a aussi l'avantage d'être, dans

---

(1) CHIPAULT. La ponction lombo-sacrée ; matériel, technique, utilité diagnostique et thérapeutique. *Acad. de méd.*, 6 avril 1897. Voy. également les différents mémoires que cet auteur a publiés depuis sur la rachicocaïnisation sacro-arachnoïdienne.

(2) RODMAN. Two cases of the medullary narcosis. *The Philadelphia medic. journal*, 3 nov. 1900, et The medullary narcosis. *The Therapeutic Gazette*, 1901, n° 1.

(3) Topographie de la région lombaire au point de vue de la ponction du canal rachidien. *Sem. méd.*, 26 février 1902, p. 65.

« la majorité des cas, un peu plus large que les
« autres... De plus, en ce point, l'espace arachnoïdien
« est à son maximum de développement et l'interstice
« qui sépare les deux moitiés de la queue de cheval
« est suffisamment large pour que l'on n'ait pas à
« craindre de toucher, à droite ou à gauche, les nerfs

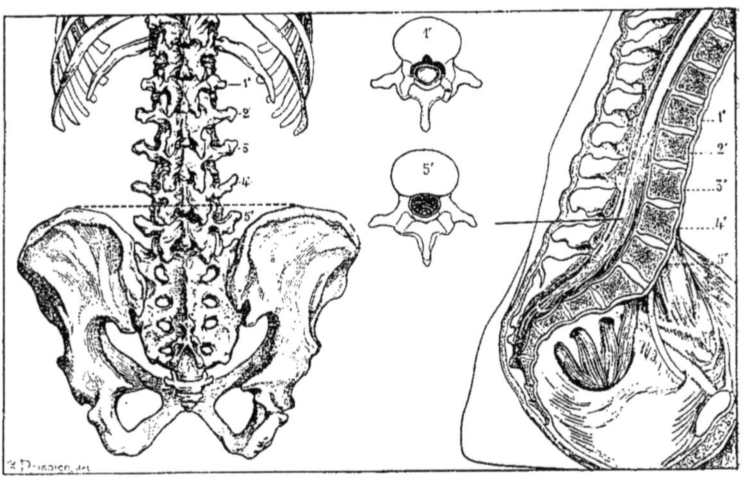

Fig. 2. — Schéma de la région lombaire.

Sur le schéma de gauche on voit les repères osseux : une ligne horizontale, passant par les crètes iliaques, coupe de la colonne vertébrale au niveau de l'apophyse-épineuse de la 4ᵉ vertèbre lombaire. Le schéma de droite montre que le cône médullaire terminal s'arrète au niveau de la 2ᵉ vertèbre lombaire, et que le cul-de-sac arachnoïdien descend jusqu'à la 2ᵉ vertèbre sacrée : c'est entre ces points que doit se faire la ponction ; le trait noir indique son lieu d'élection. Entre ces deux schémas on voit la 1ʳᵉ vertèbre lombaire et la 5ᵉ lombaire : au niveau de la 1ʳᵉ lombaire le canal rachidien contient la moelle, au niveau de la 5ᵉ lombaire, il ne contient que les nerfs de la queue du cheval.

« qui le constituent ». L'espace lombo-sacré n'est pas
toujours facile à préciser, et, du reste, en pratiquant
l'injection à ce niveau, on s'expose, dans les cas d'anomalie du cul-de-sac arachnoïdien, lorsque, par exemple,
ce cul-de-sac ne descend pas très bas (1), à faire une

---

(1) CATHELIN (*Soc. de biol.*, 14 juin 1901) a vu, dans un cas, le cône dural se terminer au niveau de l'articulation sacro-vertébrale.

ponction et, par conséquent, une injection frustes : échec auquel n'expose pas la ponction dans le 4e espace lombaire.

Si l'on jette un coup d'œil sur la figure 2, on voit qu'une ligne transversale réunissant le sommet des deux crêtes iliaques coupe la colonne vertébrale juste au niveau de l'apophyse épineuse de la 4e vertèbre lombaire. Le doigt, placé sur cette apophyse, suit sa crête

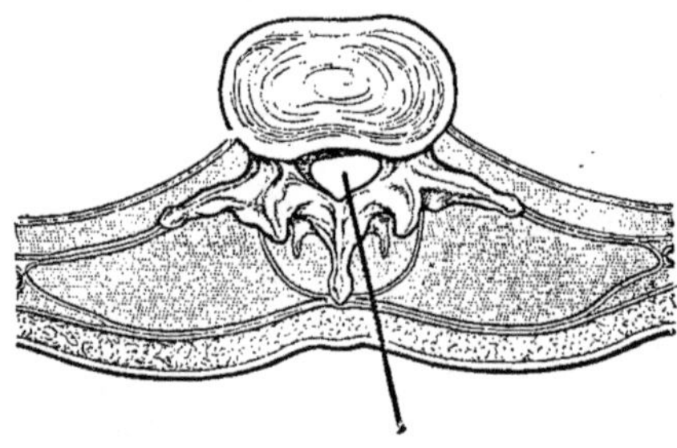

FiG. 3. — Coupe de la région lombaire passant par le 4e espace intervertébral. Le trait noir indique la direction que doit suivre l'aiguille.

de haut en bas jusqu'à son angle inférieur : immédiatement au-dessous se trouve le 4e espace intervertébral lombaire ; c'est là que doit se faire l'injection.

La figure 3 montre qu'à ce niveau une aiguille, pénétrant horizontalement d'arrière en avant, rencontre successivement la peau, le tissu cellulaire sous-cutané, l'aponévrose lombaire, les muscles de la masse sacro-lombaire, les ligaments jaunes intervertébraux, enfin les méninges : dure-mère et arachnoïde.

L'épaisseur des parties molles est, cela se conçoit, très variable suivant que l'on a affaire à un sujet plus ou moins musclé ou gras : elle peut atteindre de 4 à 6 centimètres chez l'adulte, d'un demi à 3 centimètres chez l'enfant de dix à douze ans (1).

____

(1) Si, pour une raison quelconque (imbrication scoliotique des lames ver-

3. **Instrumentation.** — *Une seringue à injections hypodermiques, une aiguille sont les seuls instruments néces-
saires.*

La seringue sera d'un modèle quelconque : seringue ordinaire de Pravaz, seringue de Collin, seringue
de Luër, seringue de Debove, peu importe, pourvu
qu'elle soit stérilisable. Je donne cependant la préfé-
rence à la seringue de Luër, à corps et à piston de
verre, dont la stérilisation est des plus faciles et le
fonctionnement toujours parfait. Avec la technique que
j'emploie actuellement, la capacité de la seringue doit
être de 2 centimètres cubes.

L'*aiguille* doit réunir des qualités tout spéciales
sur lesquelles j'ai insisté à maintes reprises : elle doit
être suffisamment *longue* pour traverser tous les plans
qui séparent la peau de l'espace sous-arachnoïdien et
dont l'épaisseur est, nous l'avons vu, si variable ; être
assez *ténue* pour ne produire que des lésions insigni-
fiantes et permettre à l'opérateur de régler à sa guise
l'écoulement du liquide céphalo-rachidien et la vitesse
d'injection de la solution cocaïnée ; être à la fois assez
solide et assez *malléable* pour ne pas se briser ou se

---

tébrales, exostose lamellaire, ossification des ligaments jaunes, etc.), la
ponction au niveau de l'un des espaces lombaires était impossible, il faudrait
la tenter au niveau de l'espace lombo-sacré. Il importe donc de savoir reconnaître cet espace.

Chipault (La ponction lombo-sacrée, etc., *Acad. de méd.*, 6 avril 1897)
prétend qu'avec un peu d'habitude il est très facile d'arriver à le déterminer
et qu'il suffit, pour cela, de palper de haut en bas la crête apophysaire
épineuse : la dépression sacro-lombaire, plus large que toutes les autres, se
reconnaîtrait les yeux fermés. Garderait-on quelques doutes sur son identité,
qu'il suffirait, pour le contrôler, de chercher, à 5 ou 6 centimètres de la ligne
médiane, l'épine iliaque postéro-supérieure, facilement reconnaissable sous
forme d'une grosse tubérosité ; cette épine, se trouvant sur la même ligne
horizontale que la première apophyse épineuse sacrée, permet dès lors de
reconnaître sans hésitation l'espace lombo-sacré situé immédiatement au-
dessus de cette dernière.

tordre si, par aventure, elle rencontre un os ; avoir enfin un *biseau assez court* pour qu'on soit sûr, au moment de la ponction, que l'orifice de l'aiguille se trouve tout entier dans le sac arachnoïdien. — L'aiguille que j'ai fait construire (voy. fig. 4) répond parfaitement à ces conditions : c'est une aiguille de platine irridié de 8 centimètres de long, de 1 millimètre de diamètre extérieur de 6 dixièmes de millimètre de diamètre intérieur, à biseau à la fois court et très piquant.

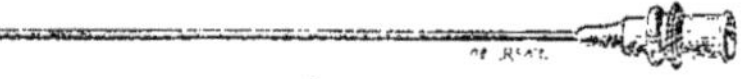

Fig. 4. — Aiguille de Tuffier.

Goldan (1), Boldt (2) emploient des aiguilles en or, Corning des aiguilles en or ou en platine ; certes, on évite ainsi à coup sûr la rupture de l'instrument au moment de la ponction, mais on s'expose à le voir plier au moindre obstacle.

Un certain nombre d'opérateurs ont encore recours à l'emploi du trocart (en général l'aiguille n° 3 de l'aspirateur) muni ou non de son mandrin ; ils prétendent éviter ainsi à coup sûr et la rupture de l'instrument et son obturation par des caillots sanguins ou des débris de tissu. Juvara (3) a imaginé dans le même but un trocart capillaire dont le poinçon se dégage spontanément de sa canule sous l'action d'un ressort en spirale prenant point d'appui sur le pavillon de la canule : pen-

---

(1) GOLDAN. Intraspinal Cocainization for surgical anæsthesia. *The Philadelphia medical journal*, 3 nov. 1900.

(2) BOLDT. Failure of medullary narcosis. *The New-York medic. Journ.*, 3 nov. 1900.

(3) Topographie de la région lombaire, en vue de la ponction du canal rachidien. *Sem. méd.*, 26 février 1902, p. 65.

dant la ponction, on suspend l'action du ressort en appuyant avec la pulpe du pouce ou de l'index sur l'extrémité du poinçon, muni de ce côté d'un large bouton.

Reclus, Guinard, ont simplement recours à l'oblitération de l'aiguille ordinaire avec un fil d'argent ou un crin de Florence qu'ils retirent lorsque la pointe de l'aiguille est supposée être dans le sac arachnoïdien, ce dont on s'apercevrait toujours par la sensation spéciale que procure la traversée du ligament jaune. Le fil placé dans la lumière de l'aiguille doit affleurer à la base même du biseau sous peine d'accrocher les tissus dans sa course.

Mais le trocart à mandrin ou la simple aiguille obturée, dont j'ai l'expérience, néglige un signe capital : l'issue du liquide céphalo-rachidien ; elle risque de pénétrer trop loin dans le sac dural, car il ne faut pas trop se fier à la sensation d'un espace libre, ni surtout la rechercher : promener la pointe d'une aiguille dans le canal rachidien serait un grave danger. Mieux vaut donc employer l'aiguille libre : il sera toujours facile de savoir si l'on est dans la bonne voie aux différents signes que j'indique plus loin à propos de la ponction.

Fowler [1] a imaginé dans le même but tout un attirail, assez compliqué, comprenant, outre deux aiguilles emboîtées l'une dans l'autre, l'extérieure de platine, l'intérieure d'acier, une poire aspiratrice destinée à attirer les caillots et les débris de tissus qui s'opposeraient à l'écoulement du liquide céphalo-rachidien, enfin un ballon de verre destiné à recueillir ce liquide qui est ensuite réinjecté dans le sac arachnoïdien.

---

[1] Fowler. A combined instrument for subarachnoïdal cocaïnization. *The New-York med. Journ.*, 20 oct. 1900,

Quels que soient d'ailleurs les instruments employés, ils devront toujours être stérilisés, soit à l'autoclave, soit par simple ébullition dans l'eau pure(1) au moment où l'on devra s'en servir.

4. *Anesthésique.* — Le *chlorhydrate de cocaïne en solution aqueuse* est l'anesthésique à peu près universellement employé.

Le titre de la solution a prêté à de nombreuses discussions. La plupart des expérimentateurs considèrent la solution à 2 pour 100 comme produisant tous les effets qu'on est en droit d'attendre de la rachicocaïnisation. Cependant un certain nombre préfèrent les solutions à 1 pour 100 qui, plus facilement diffusibles dans le liquide céphalo-rachidien, seraient susceptibles de produire une anesthésie plus étendue. CECI (2) considère la solution à un demi pour 100 comme largement suffisante : puisqu'elle donne d'excellents résultats en injections hypodermiques, on ne voit pas bien, dit-il, pourquoi elle en donnerait de moins bons en injections sous-arachnoïdiennes. Actuellement, avec la modification de technique que j'ai adoptée et que je décrirai plus loin, j'utilise des solutions de chlorhydrate de cocaïne excessivement concentrées *à* 12 *pour* 100 et telles qu'une goutte de la solution renferme un peu plus de 0^{gr},005 du sel.

Certains opérateurs, dans le but de supprimer ou au moins d'atténuer les troubles et les accidents qu'on a signalés à la suite de l'emploi des solutions pures de cocaïne, ont adjoint à ces solutions des substances di-

---

(1) L'addition d'un sel quelconque à l'eau dans le but d'élever son point d'ébullition (carbonate de soude, par exemple) amènerait la décomposition ou la précipitation de la cocaïne au moment du remplissage de la seringue.

(2) CECI. XVe Adunanza della Societa italiana di chirurgia, 1900. Compte rendu in *La Clinica chirurgica*, 31 ott. 1901.

verses. C'est ainsi que CORNING (1) déjà se servait d'une solution de cocaïne additionnée de V gouttes de teinture d'aconit. SCHIASSI (2) injecta dans un cas, sans inconvénient, 1 centimètre cube d'une solution à 1 pour 100 de cocaïne additionnée de 3 milligrammes de morphine. BASTIANELLI (3), suivant son exemple, porta la dose de morphine à 4 milligrammes. DOMENICHINI (4) ajouta à la solution de cocaïne à la fois de la morphine et de la trinitrine. MARX (5), ayant osé porter la dose de morphine à 1 centigramme, eut des accidents alarmants chez une parturiente.

MURPHY (6) a préconisé contre les nausées un mélange de cocaïne et d'atropine, Golebski (7) un mélange de cocaïne et d'antipyrine. Ce dernier mélange a donné également de bons résultats à FOWLER (8). Tout récemment Donitz (*Munschener medicinische Wochens,* sept. 1903) nous a fait connaître les tentatives de Bier pour associer l'adrénaline à la cocaïne. Leur expérience permettait d'espérer beaucoup de cette association. Malheureusement le nombre de leurs observations était très restreint. J'ai essayé non pas comme eux, par injection des deux liquides à dix minutes d'intervalle, méthode inacceptable en pratique, mais par injections immédiatement successives, par la même ponction, des

---

(1) CORNING. « Pain. » Lippincott., 1894.

(2) SCHIASSI. Un procédé simplifié de cocaïnisation de la moelle. In *Sem. méd.,* 14 mars 1900, n° 11, p. 94.

(3) BASTIANELLI. XVᵉ Adunanza della Societa italiana di chirurgia. Compte rendu in *La Clinica chirurgica,* 31 ott. 1901.

(4) DOMENICHINI. Interno alla cocaïnizatione del midollo spinale. *Suppl. del Policlinica,* 1900, n° 1.

(5) MARX. Medullary narcosis during labor. *Med. News,* 25 août 1900.

(6) MURPHY. Cité par HAHN.

(7) GOLEBSKI. De la cocaïnisation de la mœlle. *Botkin's bolnitschaja gaseta* 1900, mars, n° 18 [en russe].

(8) FOWLER. Cité par HAHN.

deux solutions et je n'ai rien obtenu de scientifiquement appréciable. Sur une vingtaine de cas, l'élévation thermique et la céphalée sont peut-être un peu moins fréquents qu'avec la solution isotonique, mais l'écart est bien faible et ne compense pas les inégalités observées alors dans l'anesthésie. Mon élève Aubourg developpera ces faits dans sa thèse en préparation. Enfin BODINE (1) a conseillé de faire la solution de cocaïne dans de l'eau salée, pour obtenir une diffusion plus lente de cette solution dans le liquide céphalo-rachidien et d'éviter ainsi qu'elle ne gagne les centres nerveux supérieurs.

Avant lui, SICARD (2) et mon interne CADOL (3) avaient déjà recommandé de faire dissoudre le chlorhydrate de cocaïne dans de l'eau salée physiologique ou mieux dans le liquide céphalo-rachidien lui-même recueilli au moment de la ponction et reporté à la température de 37°. De cette façon « nous sommes sûrs, dit Cadol « (*loc. cit.*, p. 78), que la solution introduite dans le « liquide céphalo-rachidien ne diffusera pas séance te- « nante pour se mêler à tout ce liquide et pour pro- « gresser rapidement de bas en haut vers le bulbe et « l'encéphale. Elle restera, au contraire, en suspension « dans le liquide céphalo-rachidien, à l'endroit où elle « a été introduite et s'adressera à la partie de la moelle « épinière la plus proche ». Mais c'est surtout GUI-NARD (4) qui a démontré la nécessité d'employer comme

---

(1) BODINE. Cité par HAHN. Ueber Subarachnoïdeale Cocaïninjectionen noch Bier. *Centralbl. f. Grenzgeb. der Med. u. chir.*, Bd IV, 1901, n° 1, p. 343.

(2) SICARD. Les injections sous-arachnoïdiennes et le liquide céphalo-rachidien. *Thèse de doctorat*, Paris, 1900, p. 123.

(3) CADOL. L'anesthésie par les injections de cocaïne sous l'arachnoïde lombaire. *Thèse de doctorat*, Paris, 1900, p. 78.

(4) GUINARD. Voyez ses deux communications à la *Soc. de chir.*, 3 juillet

véhicule de la cocaïne un liquide isotonique au liquide céphalo-rachidien ou même le liquide céphalo-rachidien lui-même. S'appuyant sur les recherches de RAVAUT et AUBOURG (1) qui avaient établi que l'injection d'une solution aqueuse de cocaïne produit constamment une irritation méningée dont dépendent les accidents post-cocaïniques, et que le résultat est d'ailleurs le même quand on n'injecte que de l'eau pure stérilisée, Guinard tira cette conclusion, fort logique, que l'eau pure est un très mauvais véhicule pour la cocaïne, puisqu'à elle seule elle est nocive. Et il songea dès lors à employer des solutions isotoniques incapables de faire réagir la dure-mère. Mais, comme le liquide céphalo-rachidien, ainsi que le sérum sanguin, n'a pas chez tous les sujets la même concentration, et que les points cryoscopiques varient d'un sujet à l'autre dans des proportions assez grandes, M. Guinard a eu l'idée de prendre comme véhicule de la cocaïne le liquide céphalo-rachidien lui-même. Mais le procédé est trop compliqué et un mélange est nécessaire.

Un certain nombre d'expérimentateurs ont cherché à substituer à la cocaïne des dérivés de cet alcaloïde jouissant des mêmes propriétés analgésiques, mais ayant une toxicité moindre : je veux parler de l'*eucaïne* et de la *tropacocaïne*.

L'eucaïne β a été essayée par ENGELMANN (2), qui l'a expérimentée sur lui-même, par ANDERSON (3), BAIN-

---

1901, et au *XIVe Cong. franç. de chir.*, Paris, 22 oct. 1901, ainsi que sa lettre à la *Presse médicale*, 13 nov. 1901, p. 277.

(1) RAVAUT et AUBOURG. Le liquide céphalo-rachidien après la rachicocaï-nisation. *Soc. de biol.*, 15 juin 1901.

(2) ENGELMANN. Ersatz des cocaïns durch Eucaïne B, bei der Bierschen Cocaïnisinung. *Münch. med. Woch.*, 1900, n° 44, p. 1531.

(3) ANDERSON. Mississipi Valley medical Association. Oct. 1900. In *Med. Record*, 1900, n° 3.

BRIDGE (1), MARX (2), VULLIET (3), GOLEBSKY (4), SCHWARTZ (5), LEGUEU et KENDIRDJY (6), KEEN (7), JEDLICKA (8), MAYER (9), BIER (10), enfin par moi-même. KOPFSTEIN (11) a expérimenté dans 4 cas l'eucaïne α.

Quant à la tropacocaïne, elle n'a guère été employée que par VULLIET (12), SCHWARTZ (12), KOPFSTEIN (12), KADER (13), Ernesto BELLANDI (Alexandrie, 1903) et par moi-même. Eucaïne et tropacocaïne ont généralement été utilisées en solutions aqueuses à 1 pour 100. — Nous verrons plus loin les résultats obtenus à l'aide de ces solutions.

Enfin on a tenté de remplacer la cocaïne et ses dé-

---

(1) BAINBRIDGE. Analgesia in Children by spinal injection. *Medic. Record*, 1900, 15 déc.

(2) MARX. Medullary narcosis during labor. *Med. Rec.*, 1900, 6 oct.
— Analgesia in Obstetrics produced by medullary injections of cocaïne. *The Philadelphia med. Journ.*, 1900, 3 nov.

(3) VULLIET. L'anesthésie par injection sous-arachnoïdienne lombaire de cocaïne. *Revue médicale de la Suisse romande*, 1900, n° 12.

(4) GOLEBSKI. De la cocaïnisation de la moelle. *Botkin's bolnitschoja gaseta*, 1900, mars, n° 18.

(5) SCHWARTZ. Erfahrungen über medullare Cocaïnanalgesie. *Wien. med. Woch.*, 1900, n° 48.

(6) LEGUEU et KENDIRDJY. De l'anesthésie par l'injection lombaire intra-rachidienne de cocaïne et d'eucaïne. *La Presse médicale*, 27 oct. 1900, n° 89.

(7) KEEN. Operation under spinal anesthesia with Eucaïne. *The Philadelphia medic. Journ.*, 1900, n° 28.

(8) JEDLICKA. Verhandlungen des Vereins czechischer Aerzte in Prag. 1900. In *Wien. medic. Wochenschr.*, 1901, n° 9.

(9) MAYER. Mississipi Valley medic. Association, oct. 1900. In *Med. Record*, 1900, n° 3.

(10) BIER. Weitere Erfahrungen über Rückenmarksanästhesie. *XXXe Cong. allem. de chir.*, Berlin, avril 1901.

(11) KOPFSTEIN. Erfahrungen mit der spinalen Ancæsthesie nach Bier. *Wien. klin. Rundschau*, 1901, n° 49.

(12) VULLIET, SCHWARTZ, KOPFSTEIN (Voy. les indic. bibliogr. de la page précédente).

(13) KADER. Discussion sur la rachicocaïnisation. *XXXe Cong. allem. de chirurgie*, Berlin, avril 1901.

rivés par d'autres substances supposées capables de produire les mêmes effets. C'est ainsi que NICOLETTI (1) déjà avait obtenu une analgésie en tous points semblable à l'analgésie cocaïnique en injectant sous l'arachnoïde de chiens et de lapins des solutions de *quinine, d'antipyrine, d'ergotine*. FOWLER (2) aurait également obtenu chez l'homme, par l'injection de XXX gouttes d'une solution à 2 pour 100 d'antipyrine, une analgésie remontant jusqu'aux mamelons. TAIT (3) aussi put pratiquer une opération sur la jambe après injection d'une petite quantité d'antipyrine. JABOULAY (4) a injecté, chez l'homme, de la quinine à des doses variant de 2 centigrammes et demi à 10 centigrammes, et a observé : 1° une anesthésie des téguments sous-coccygiens, du périnée, des bourses, de la verge, de l'urètre, de la vulve, du vagin, de l'utérus, de la vessie et du rectum ; 2° une parésie des muscles correspondants (muscles vésicaux et rectaux surtout) durant 15 jours. Avec des doses élevées il aurait obtenu l'anesthésie des pieds et de la partie inférieure des deux jambes. Une fois il a observé l'anesthésie de la région externe de la cuisse ; une autre fois la parésie des gastrocnémiens droits. Jaboulay a aussi essayé la *morphine* chez une femme atteinte de carcinose du bassin ; l'antipyrine, chez une brûlée qui avait été précédemment cocaïnisée ; enfin l'ergotine, chez un malade atteint de tabes ; mais l'action

---

(1) NICOLETTI. Recherches expérimentales et histo-pathologiques sur l'anesthésie médullaire par injections de cocaïne sous l'arachnoïde lombaire. *XIIIe Cong. intern. de médec.*, Paris, août 1900.

(2) FOWLER, cité par HAHN. Ueber Subarachnoïdeale Cocaïninjectionen nach Bier. *Centralbl. f. die Greuzgeb. der Med. u. Chir.*, Bd IV, 1901, n° 1.

(3) TAIT A. CAGLIARI. Experimental and Clinical notes on the sub-arachnoïd space. *Transacts. of the medic. Soc. of the State of California*, avril 1900.

(4) JABOULAY. Injections médicamenteuses dans le liquide céphalo-rachidien. *Lyon médical*, 4 août 1901.

de ces divers médicaments s'est montrée fugace ou nulle. Je dois dire que j'ai essayé moi-même, à différentes reprises, les injections sous-arachnoïdiennes de morphine, d'*atropine*, de *trinitrine*, mais toujours sans le moindre résultat.

Il me reste à parler de la *stérilisation des solutions de chlorhydrate de cocaïne.*

Avant tout, il faut être bien sûr de la pureté du sel employé. Le chlorhydrate de cocaïne est un sel très soluble dans l'eau, très stable et résistant, au moins dans les conditions ordinaires de milieu, et qui n'est guère adultéré que volontairement, par ceux que son prix de revient élevé engage à le falsifier. Il faut donc à cet égard prendre des précautions ; car nombreux sont les expérimentateurs, aussi bien en France qu'à l'étranger, qui ont eu à se plaindre des solutions fournies par certains pharmaciens. Une bonne solution aqueuse de chlorhydrate de cocaïne pure, à 2 pour 100 de sel anhydre (solution la plus fréquemment employée), bien privée d'eau hygroscopique, doit posséder, à la température de 10°, un pouvoir rotatoire $z_D = 72°$ (ARNAUD) (1). Toute solution qui ne répondra pas à cette formule devra être rejetée.

La stérilisation des solutions de cocaïne m'a toujours beaucoup occupé, et on trouvera dans la *Presse médicale* du 20 février 1901 (2) le résultat détaillé de mes recherches et des recherches du Pr Arnaud sur ce point important. Je les résumerai brièvement ici.

On a prétendu que le chlorhydrate de cocaïne jouissait de propriétés antiseptiques naturelles, et

---

(1) ARNAUD in TUFFIER. De la stérilisation des solutions de cocaïne. *La Presse médicale*, 20 févr. 1901, n° 15, p. 81.

(2) TUFFIER. De la stérilisation des solutions de cocaïne. *La Presse médicale*, 20 févr. 1901, n° 15, p. 81.

M. Reclus (1) aurait pu, pendant plus de 10 ans, pratiquer sans le moindre accident des milliers de cocaïnisations locales à l'aide de simples solutions de chlorhydrate de cocaïne dans l'eau distillée. D'autre part, Pousson et Chavannaz (2) ont pu faire, sans que jamais il y ait eu d'infection, des rachicocaïnisations à l'aide de solutions de chlorhydrate de cocaïne faites dans de l'eau distillée au moment de s'en servir.

J'estime qu'il y a là une erreur et une imprudence. Nous verrons plus loin que la cocaïne n'exerce sur les éléments cellulaires vivants qu'une action paralysante temporaire, suivie bientôt de la *restitutio ad integrum*. Il en est ainsi de l'action de la cocaïne sur les microbes. Ceux-ci sont fortement atteints par les propriétés de la cocaïne ; leur vitalité est atténuée et ils prolifèrent à peine dans une solution à 2 pour 100. Mais s'ils sont placés de nouveau dans des milieux de culture appropriés, ils reprennent leur activité et fructifient normalement. Or, on sait que le liquide céphalo-rachidien sur le vivant est un excellent milieu de dissémination des microbes et des toxines. Une stérilisation parfaite des solutions destinées aux injections intrarachidiennes est donc d'absolue nécessité.

Nous avons trois moyens d'obtenir cette stérilisation parfaite ; ce sont : la *tyndallisation*, la *stérilisation à l'autoclave à 120°*, la *filtration à froid dans la bougie Chamberland*.

Dans la stérilisation par la *méthode de Tyndall*, la cocaïne est portée à 60° dans un bain-marie, pendant une heure, puis laissée à 38° ou 36° pendant 24 heures ; on la reporte alors de nouveau à 60° dans le bain-marie,

---

(1) Reclus. Stérilisation des solutions de cocaïne. *Soc. de chirurgie*, 27 févr. 1901.

(2) Pousson et Chavannaz. 3 cas d'injection sous-arachnoïdienne de cocaïne. *Journ. de méd. de Bordeaux*, 4 février 1900, n° 5, p. 89.

puis on laisse refroidir encore à 38°. Cette opération est répétée ainsi 3 ou 4 fois de suite. Les solutions traitées de cette façon sont parfaitement stériles et conservent toutes leurs propriétés physiologiques : à cet égard les analyses de mon préparateur, M. Carrion, et les nombreuses rachicocaïnisations que j'ai pratiquées avec ce liquide sont absolument démonstratives. Mais ce mode de stérilisation est lent et compliqué, il nécessite une grande attention et une certaine habitude des manipulations chimiques : aussi ne peut-il être employé que dans les laboratoires ayant un personnel et un outillage spéciaux. Plusieurs de ces laboratoires livrent d'ailleurs au commerce des ampoules de solution cocaïnée, de titres divers, qui offrent toute sécurité à ceux qui doivent opérer au loin ou n'opérer qu'à de rares intervalles et qui n'auraient d'autres ressources à leur disposition que la simple ébullition (Voy. de Rinaldis. Naples, 1904).

La *stérilisation à l'autoclave à* 120° des solutions de cocaïne doit être faite en ampoules ou tubes de verre *scellés à la lampe.* A cette seule condition les solutions ne subissent aucune décomposition (analyses du Pr Arnaud) et conservent tout leur pouvoir analgésique : ces solutions m'ont, en effet, donné chez les animaux et chez l'homme, des résultats conformes à ceux que j'avais obtenus avec les solutions tyndallisées. Ces résultats concordent d'ailleurs avec ceux de M. Reclus (1). Ces faits sont, par contre, en complet désaccord avec les conclusions de Sidler et Huguenin (2) qui prétendent que le pouvoir analgésique de la cocaïne est diminué par le

---

(1) Reclus. Stérilisation des solutions de cocaïne. *Société de chir.*, 27 avril 1901.

(2) Sidler et Huguenin. Ueber Einwirkung des Sterilisationsverfahrens auf Cocaïnlösungen. *Correspond. Bl. f. Schweizer Aerzte*, 1900, n° 25.

surchauffage et cela d'autant plus que la solution est plus diluée. Pour eux, une ébullition 3 fois répétée suffirait à assurer la stérilisation. MARX (1) se contente même de faire bouillir 2 fois seulement les solutions.

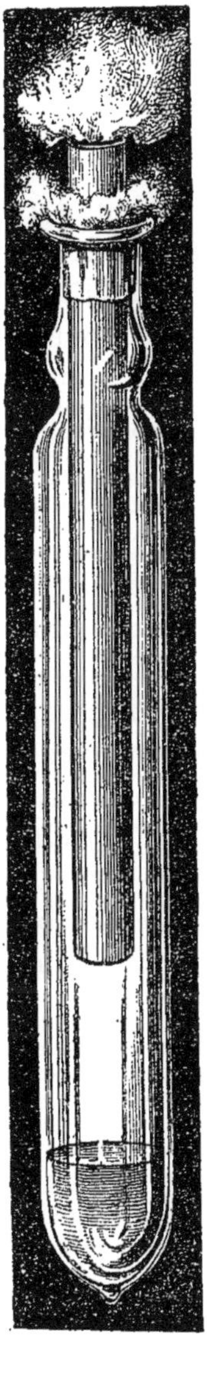

Il y a deux ans le Pr Roux, de l'Institut Pasteur, m'a construit un petit appareil fort simple qui permet de *stériliser à froid* les solutions de cocaïne. Cet appareil consiste en une bougie creuse de porcelaine (fig. 5) que l'on trouve partout dans le commerce (bougie de Chamberland) et qui se fixe à l'aide d'une collerette de coton dans un vulgaire tube à essai. L'appareil est stérilisé dans une étuve quelconque avec les autres instruments chirurgicaux habituels. Pour s'en servir, il suffit de verser la solution de chlorhydrate de cocaïne, faite dans l'eau stérilisée, dans la bougie creuse et de recueillir le liquide qui s'amasse dans le fond du tube à essai (2). Ce liquide est parfaitement stérile et son titre polarimétrique est normal (Arnaud).

Fig. 5. — Tube à essai et bougie creuse de Chamberland maintenue par du coton dans le tube à essai. Cette bougie est fermée par du coton qu'il suffit d'enlever : on remplit alors la bougie de la solution stérilisée qui tombe dans le tube à essai.

---

(1) MARX (*loc. cit.*).

(2) Il est nécessaire de rejeter les premières quantités filtrées (environ 3 ou 4 fois le volume intérieur de la bougie employée) afin de se mettre à l'abri des erreurs qui résultent de l'imbition du filtre.

Ainsi, la stérilisation parfaite et sans décomposition des principes analgésiants peut être obtenue facilement, et par plusieurs moyens, qui sont de mise dans la plus simple pratique chirurgicale (1).

5. *Préparatifs de la rachicocaïnisation.* — Ces préparatifs sont des plus simples.

Le malade est amené directement dans la salle d'anesthésie. Il faut avoir soin, même s'il s'agit d'un sujet en apparence courageux, de lui cacher, autant que possible, la vue des instruments et des appareils, qui doivent d'ailleurs toujours, selon les règles d'une bonne asepsie, rester recouverts par des compresses stérilisées jusqu'au moment de s'en servir. Il est bon également de rassurer le malade sur la petite opération préliminaire qu'il va subir et sur celle qui suivra, lui représentant la première comme une piqûre et la seconde comme absolument indolore. Ces précautions ont leur importance, tout comme pour la chloroformisation ou l'éthérisation : il semble, en effet, que, dans nombre de cas, les accidents survenus à la suite de la rachicocaïnisation et qu'on a attribués à l'action toxique de la cocaïne, sont imputables en grande partie, sinon uniquement, à l'état d'angoisse extrême dans lequel se trouvent certains sujets au moment de l'opération. Donc, après l'avoir rassuré, on fait asseoir le patient sur le bord de la table d'opération. S'il ne peut rester assis, on le place dans le décubitus ventral et on procède au lavage de la région lombaire suivant le procédé habituel, c'est-à-

---

(1) GOLEBSKI *(loc. cit.)* a prétendu que les solutions stérilisées avaient un pouvoir toxique plus considérable que les solutions faites simplement dans l'eau distillée. Je n'ai jamais rien observé qui pût confirmer cette opinion. *A priori* la chose paraît d'ailleurs étonnante si l'on admet — et je crois l'avoir prouvé — que la stérilisation laisse intactes la composition et les propriétés physiologiques de la cocaïne.

dire : savonnage et brossage préalables, suivis d'un lavage successif à l'alcool et à l'eau stérilisée.

Pendant ce temps, le chirurgien s'est soigneusement lavé et désinfecté les mains, puis il s'est préparé à faire la ponction et l'injection. D'un trait de lime, il a fait ouvrir l'une des extrémités effilées d'une ampoule à cocaïne — préalablement chauffée au bain-marie, pour élever sa température au voisinage de 40° — et il a aspiré directement, avec la seringue munie de son aiguille, la quantité de solution nécessaire. L'aiguille a été ensuite détachée pour faire la ponction, et la seringue, bien purgée d'air, a été replacée dans le plateau aux instruments.

Depuis le mois de novembre 1901, époque à laquelle Ravaut et Aubourg ont publié leurs recherches sur la rachicocaïnisation, recherches qu'on trouvera résumées plus loin, j'ai comme eux reconnu la nécessité de supprimer le plus possible l'eau nécessaire aux solutions cocaïnés, c'est-à-dire de recourir à des solutions excessivement concentrées. J'emploie actuellement des ampoules contenant chacune 4 centigrammes de cocaïne dissous dans 7 gouttes d'eau distillée (solution à 12 pour 100). J'ai

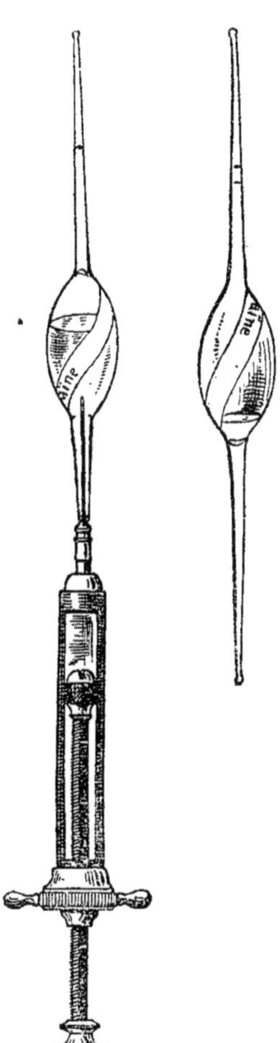

Fig. 6. — Manière de puiser le liquide injectable dans une ampoule.

adopté le titre de cette solution après des essais variés, et je me suis assuré, avant tout, au moyen de colorants, que le mélange de cette solution se faisait parfaitement et instantanément avec du liquide cephalo-rachidien aspiré dans la même seringue. J'aspire, pour une rachicocaïnisation, le contenu total d'une ampoule soit 4 centigrammes de cocaïne représentés par 7 gouttes de solution.

M. GUINARD (1) aspire dans une seringue un peu plus grande que la mienne (3 centimètres cubes) tout le contenu d'une ampoule de 1 centimètre cube d'une solution isotonique de chlorhydrate de cocaïne à 4 pour 100, puis, redressant sa seringue, il en expulse la moitié du liquide aspiré, soit un demi-centimètre cube ; en sorte que la seringue ne renferme plus que 2 centigrammes de cocaïne représentés par un demi-centimètre cube de solution, soit un nombre de gouttes notablement plus considérable et une quantité de cocaïne moitié moindre que celles que j'emploie.

6. *Manuel opératoire de la rachicocaïnisation.* — Le manuel opératoire de la rachicocaïnisation comprend deux temps : la *ponction* et l'*injection*.

A. PONCTION. — Tout étant préparé pour l'opération, comme je viens de le dire, et le malade étant assis (2),

---

(1) GUINARD, RAVAUT et AUBOURG. Nouvelle solution de cocaïne pour la rachicocaïnisation. *Presse médicale*, 5 novembre 1902, n° 89, p. 1062.

(2) Il se rencontre des cas où il est impossible de placer ou de maintenir le malade dans la position assise (état de faiblesse extrême du sujet, femmes en travail, certaines lésions de la cuisse, du bassin, etc...) ; il faut alors, recourir à la ponction dans le *décubitus latéral*. Pour ce faire, le malade rapproché autant que possible du bord du lit, sera couché sur le côté droit ou gauche, la tête légèrement soulevée par un coussin, les cuisses fortement fléchies sur le bassin et les jambes fléchies sur les cuisses, de façon à obtenir un écartement maximum des lames vertébrales.

Dans cette position, la ponction est beaucoup moins facile que dans la

le tronc dans la rectitude, les cuisses légèrement écartées et les deux bras portés en avant (voy. fig. 7), le
chirurgien, se plaçant en arrière et un peu à gauche du

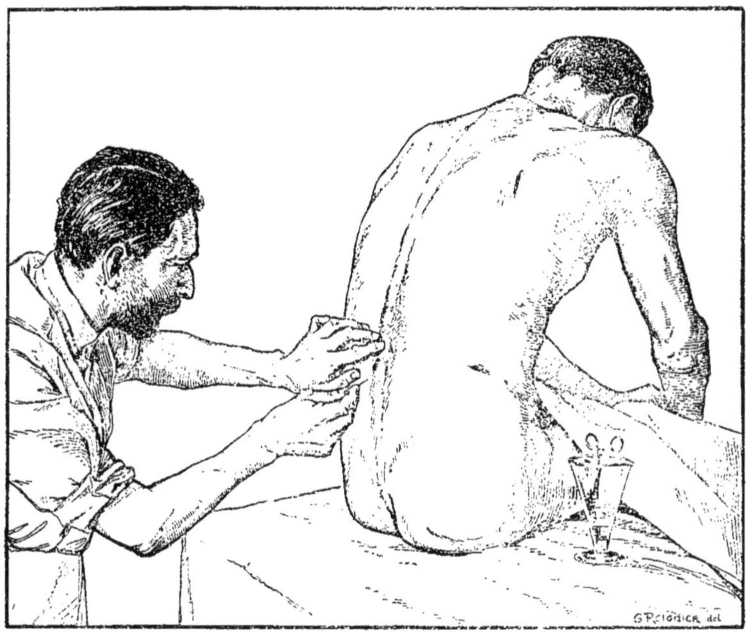

Fig. 7. — L'index gauche du chirurgien repère l'apophyse épineuse de la 4° vertèbre
lombaire ; la main droite, tenant l'aiguille comme une plume à écrire, s'apprête
à ponctionner au lieu d'élection. Sur la table, à côté du malade, est placé un verre
contenant du collodion et un tampon monté sur une pince.

sujet, repère exactement de l'index gauche le sommet
de l'apophyse épineuse de la 4° vertèbre lombaire (1).

---

position assise. Cependant elle est encore adoptée systématiquement par
certains opérateurs (Bier, Chipault).

Juvara (Topographie de la région lombaire, etc., *Semaine médicale*,
26 février 1902, p. 65) a essayé de pratiquer la ponction lombaire le sujet
étant couché sur le ventre, le bassin légèrement soulevé par un oreiller. Ces
essais auraient parfaitement réussi.

(1) A cette fin, un aide, faisant face au sujet, place ses deux index sur le
sommet des crêtes iliaques ; le chirurgien trace de l'œil la ligne qui réunit

Saisissant alors l'aiguille comme une plume à écrire, entre le pouce, l'index et le médius de la main droite, il commande au malade de faire « gros dos » (pour obtenir le maximum d'écartement des lames vertébrales), de ne pas se redresser au moment de la piqûre, puis il enfonce son aiguille tout contre le bord radial de l'index qui repère l'apophyse épineuse (1).

La peau est piquée rapidement, mais ensuite l'aiguille

---

ces sommets et, de son doigt, détermine le point où elle coupe la crête épineuse : ce point correspond à la 4ᵉ apophyse. Le doigt suit cette apophyse de haut en bas jusqu'à son angle inférieur et s'y fixe : c'est là que se fera la ponction.

Lorsque le sujet est dans le décubitus latéral, pour déterminer le 4ᵉ espace, il faut agir comme l'indique Juvara (Topographie de la région lombaire en vue de la ponction du canal rachidien, *Semaine médicale,* 26 février 1902, p. 65). Le chirurgien place son pouce gauche sur la partie saillante de la crête iliaque : la pulpe de l'index, transversalement dirigée (fig. 6) butte contre la 4ᵉ apophyse, au-dessous de laquelle ce même doigt reconnaît le 4ᵉ espace.

Pour bien fixer ce 4ᵉ espace, Juvara recommande une manœuvre qui consiste à appliquer transversalement à son niveau l'un des bords d'une pince à disséquer tenue par ses mors, de la main gauche. « En appuyant un peu, « le bord de la pince, déprimant les tissus, se place exactement entre les « deux apophyses épineuses et se cale, pour ainsi dire, entre ces deux « saillies. La pince détermine ainsi, et très exactement, sur la peau, le « niveau de l'espace inter-épineux et jalonne, du même coup, le siège de « l'espace interlamaire. » Il n'y a plus qu'à enfoncer l'aiguille juste au-dessous de la pince.

(1) Je trouve absolument inutile de faire l'anesthésie préalable des téguments, la piqûre n'étant pas plus douloureuse qu'une vulgaire piqûre sous-cutanée. Cependant, chez les sujets nerveux, on pourra, à la manière de Morton, (Is the subarachnoidean injection of cocaine the preferable Anaesthesia below the diaphragm ? [*The Journ. of the Americ. med. Assoc.*, 8 décembre 1900]) et Lee (Subarachnoidean injections of cocaen [*The Philadelphia med. journ.*, 3 novembre 1900]) faire une pulvérisation locale de chlorure d'éthyle. Mais où s'arrêtera-t-on, si avec Dupaigne (Sur les injections sous-arachnoïdiennes de cocaïne en obstétrique [*Acad. de méd.*, 28 août 1900]) on pratique 2 injections sous-cutanées de cocaïne à 1 pour 100 ou, avec Barling (Removal of thyroid enlargement under cocaine anesthesia [*The British med. Journ.*, 5 janvier 1901]) une piqûre de morphine, 20 minutes avant la rachicocaïnisation, afin de pouvoir pratiquer celle-ci en tout repos ?

est enfoncée lentement, progressivement, sans à-coups;
elle est dirigée horizontalement et légèrement en de-
dans.

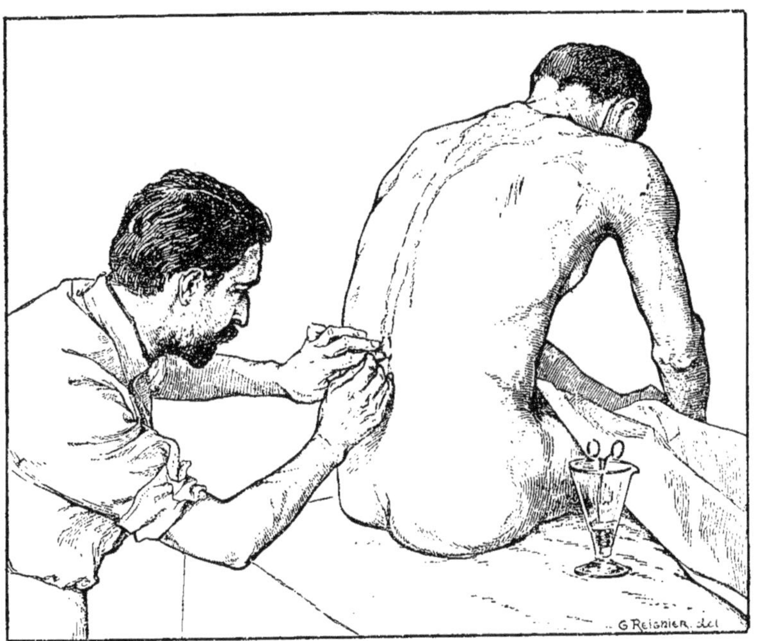

FIG. 8. — L'aiguille a traversé la peau la main droite du chirurgien prenant point
d'appui sur la région lombaire, enfonce progressivement l'aiguille.

Les figures ci-dessus (fig. 2 et fig. 7) expliquent la
raison de cette direction à donner à l'aiguille qui, autrement, risquerait d'aller butter contre les lames vertébrales ou les apophyses articulaires (1).

______

(1) M. GUINARD, suivant en cela la technique de la ponction de Quincke,
préfère enfoncer l'aiguille sur la ligne médiane, dans un espace inter-
épineux ; il ponctionne immédiatement au-dessus ou au-dessous de l'apophyse qu'il a repérée, ordinairement la quatrième lombaire. Selon M. GUI-
NARD, la ponction serait ainsi aussi facile et plus sûre que sur les parties
latérales, l'aiguille, enfoncée dans un espace inter-épineux, étant guidée
dans son trajet par l'apophyse qu'elle côtoie, et devant par là même,
aboutir fatalement à l'espace intervertébral qu'elle perfore.

Après avoir cheminé sans obstacle à travers la peau
et la couche musculo-aponévrotique, surtout si le sujet
ne se contracte pas, l'aiguille atteint les ligaments
jaunes; là elle rencontre une certaine résistance qui se
transmet aussitôt à la main du chirurgien avec une sensation caractéristique (1). Il suffit d'accentuer alors
légèrement la pression pour sentir cette résistance faire
brusquement défaut : l'aiguille a pénétré presque simultanément dans le canal rachidien et dans le sac arachnoïdien. Immédiatement, on voit sourdre à son extrémité
libre un liquide clair, jaunâtre, qui sort tantôt goutte à
goutte, tantôt par saccades : c'est le liquide céphalo-
rachidien. Cette issue du liquide céphalo-rachidien est
le seul signe qui permette d'affirmer que la pointe de
l'aiguille plonge dans l'espace sous-arachnoïdien. Tant
que le chirurgien n'a pas constaté ce signe, il ne doit
pas procéder à l'injection de la solution cocaïnée.

A partir de ce moment, l'immobilisation absolue de
l'aiguille est indispensable; c'est pour l'avoir légèrement mobilisée, en adaptant la seringue, que certains
chirurgiens ont injecté leur solution en dehors de
l'espace sous-arachnoïdien et ont incriminé l'idiosyncrasie plus facile à invoquer que leur faute.

Incidents de la ponction. — Le plus ordinairement,
la ponction, faite suivant les règles que je viens d'in-
diquer, s'effectue sans incident et est suivie d'un plein
succès. Cependant il n'en est pas toujours ainsi.

Il est d'abord une série de cas où la *ponction a échoué*
sans qu'il ait été possible d'incriminer ni l'opérateur
ni la méthode.

Dans ces cas, ou bien l'aiguille s'est trouvée arrêtée
par une *imbrication scoliotique des lames vertébrales* ou

---

(1) Juvara, *loc. cit.*, la compare justement à celle que donne une
aiguille qui perce une feuille de papier parcheminé.

une *ossification des ligaments jaunes* (1) qui a empêché sa
pénétration dans le canal vertébral (2) ; ou bien cette
pénétration a pu se faire, les doigts ont nettement perçu
le ressaut de la seconde étape — celle des ligaments
jaunes — suivi d'un brusque manque de résistance ;
mais, malgré des tentatives répétées, la ponction est
restée « blanche ». Il s'agit peut-être alors d'une *anomalie anatomique* de la moelle ou de ses enveloppes, le
cul-de-sac dural, et, avec lui, le confluent sous-arachnoïdien, pouvant se terminer beaucoup plus haut qu'à l'état
normal (3). Ou bien l'anomalie peut être d'ordre ana-
tomo-pathologique : Furbringer (4) a signalé des cas
où le sac arachnoïdien était occupé par des fausses
membranes ou par un liquide gélatiniforme incapable
de s'écouler par l'aiguille, et La Place (5) un cas d'oblitération probable de ce même sac par des productions
de nature syphilitique. Ces faits rappellent les ponctions pleurales blanches dans les cas d'adhérences
multiples.

Mais la plupart des ponctions blanches ne sont qu'un
incident transitoire dû à *l'obstruction de la lumière de
l'aiguille* par des débris de tissu ou la graisse intra-
rachidienne des caillots sanguins : un léger retrait de la
canule ou le déplacement latéral de sa pointe dans le
cas arachnoïdien suffit à amener l'issue du liquide.
Lorsque cette petite manœuvre ne réussit pas, il faut
songer à l'oblitération de l'aiguille par un caillot ou un

---

(1) Murphy cité par Hahn. *Loc. cit.*, p. 316.

(2) Il faut toujours, en pareil cas, avant de renoncer à la ponction, l'essayer d'abord dans l'espace interlamellaire du côté opposé ou sur la ligne
médiane, dans l'espace interépineux.

(3) Sicard. La ponction lombaire. *Presse médic.*, 6 décembre 1899,
p. 333.

(4) Furbringer. *Centralbl. f. Chir.*, 1896.

(5) La Place. Cocain anesthesia of the spinal cord. *The Philadelphia
medic. journ.*, 3 novembre 1900.

fragment de tissu ; une simple aspiration à l'aide de la seringue, ou, au contraire, l'injection de quelques gouttes d'eau stérilisée, rétablit alors la perméabilité de l'aiguille. Dans un cas de KENDIRDJY (1) il a suffi que le malade toussât pour que les gouttelettes indicatrices vinssent sourdre à l'extrémité de l'aiguille.

J'ai dit plus haut que quelques auteurs, pour prévenir ce petit incident de la ponction, font celle-ci en laissant dans la lumière de l'aiguille le fil de métal qui y a été placé avant la stérilisation et que l'on retire seulement un peu pour dégager la pointe ; le fil est ensuite enlevé définitivement au moment où l'aiguille a pénétré dans le sac arachnoïdien.

Parfois, la ponction faite, au lieu de voir sourdre un liquide céphalo-rachidien pur et limpide, c'est un *liquide sanguinolent* ou même du *sang pur* qui s'écoule goutte à goutte par l'embout de l'aiguille. Ce fait ne doit nullement nous inquiéter. En effet, le plus souvent, après quelques gouttes écoulées, le liquide, d'abord rosé ou franchement rouge, s'éclaircit pour faire place à un écoulement incolore et limpide constitué par le liquide céphalo-rachidien pur : dans ces cas, il est évident que l'aiguille, en traversant les tissus, s'est chargée d'une petite quantité de sang en piquant une veine de la peau ou des muscles. Lorsque la petite hémorragie persiste, il suffit généralement d'enfoncer davantage l'aiguille pour la voir cesser aussitôt et n'avoir plus qu'un écoulement de liquide céphalo-rachidien limpide. J'ai donné dans un récent article (2) l'explication de ce fait : au moment de la ponction, la pointe de l'aiguille

---

(1) KENDIRDJY. L'anesthésie chirurgicale par la cocaïne [Rachicocaïnisation et cocaïne localisée]. *Thèse*, Paris, juillet 1902, p. 29.

(2) TUFFIER et MILIAN. Technique de la ponction lombaire dans les hémorragies intrarachidiennes. *Presse médic.*, 5 mars 1902, p. 221.

peut s'arrêter en dehors de la dure-mère en piquant
une veine de l'espace épidural ; dans ce cas, il s'écoule
du sang pur : si alors on enfonce davantage l'aiguille,
son biseau sort de la veine pour pénétrer tout entier

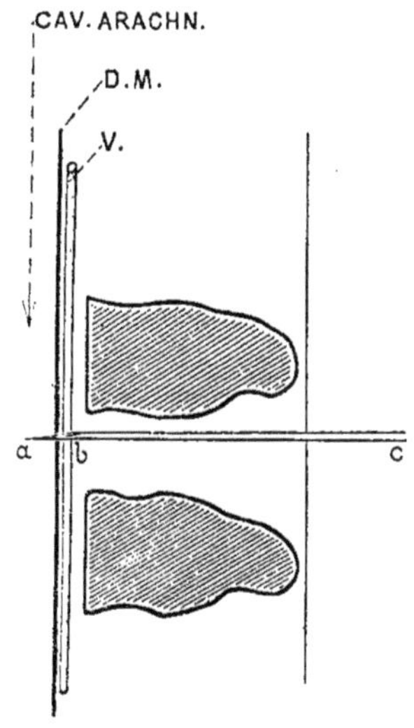

Fig. 9. — Liquide céphalo-rachidien sanglant par piqûre d'une veine sus-dure-
mérienne.

Le biseau long *ab* de l'aiguille *ac* répond à la fois à une veine sus-dure-mérienne *v*
et à la cavité arachnoïdienne (cav. arach.). Il suffit d'enfoncer un peu l'aiguille
pour que le liquide céphalo-rachidien sorte clair et non souillé de sang.

dans la cavité arachnoïdienne, d'où écoulement de liquide
céphalo-rachidien pur (1). Dans les cas où la ponction
donne issue à un écoulement continu rosé, mélange de
sang et de liquide céphalo-rachidien, il faut supposer

---

(1) L'écoulement de sang pur peut également avoir comme origine la
blessure du riche et volumineux plexus veineux pré-dure-mérien. Mais cet
accident ne peut être que le fait d'une main inexpérimentée qui, enfonçant
trop profondément l'aiguille, traverse de part en part le sac arachnoïdal et va
butter contre leur corps vertébral après avoir transfixé une des veines du
plexus pré-dure-mérien. Je dois dire que je n'ai jamais eu l'occasion d'observer le fait.

que le biseau de l'aiguille se trouve à la fois dans la cavité arachnoïdale et dans la lumière d'une veine extra-durale (la figure ci-dessus rend bien compte de cette disposition), en sorte qu'ici encore il suffira d'enfoncer un peu plus l'aiguille pour obtenir du liquide céphalo-rachidien pur. Cet incident ne s'observe d'ailleurs que rarement avec les aiguilles à biseau court que j'ai fait construire. — Reste enfin une troisième éventualité : malgré toutes les manœuvres, malgré même des ponctions répétées, la teinte rouge ou rosée du liquide céphalo-rachidien persiste *uniforme*. Dans ce cas, il faut renoncer à la rachicocaïnisation, car il est à peu près certain qu'on se trouve en présence d'une hémorragie intra-arachnoïdienne (fracture du crâne, hémorragie cérébrale, etc...), c'est-à-dire d'une lésion qui contre-indique momentanément toute autre intervention. Je n'ai trouvé signalée nulle part cette complication; mais il suffit qu'elle soit possible pour qu'elle doive être prévue. Les commémoratifs ne manqueront d'ailleurs point en pareille circonstance.

Il est enfin un dernier incident de la ponction que je dois signaler. Au moment de la dernière étape, quand l'aiguille s'échappe pour pénétrer dans le sac arachnoïdien, certains malades accusent subitement des *crampes* plus ou moins douloureuses dans une cuisse ou dans les deux cuisses. C'est que l'aiguille vient de tirailler ou de comprimer quelque tronc nerveux de la queue de cheval. Ces incidents n'ont rien d'alarmant et les crampes cessent dès qu'on déplace ou qu'on retire l'aiguille et je n'ai jamais vu aucun trouble nerveux quelconque comme suite immédiate ou éloignée de cette douleur.

B. Injection. — La ponction a réussi, le liquide céphalo-rachidien s'écoule par l'aiguille. Le moment est venu de pratiquer l'injection.

Et d'abord faut-il ou non laisser échapper une certaine quantité de liquide céphalo-rachidien ? — Certains auteurs ont prétendu qu'il importait de soustraire à la masse de ce liquide une quantité équivalente à celle de la solution cocaïnée qu'on se propose d'injecter, dans le but de conserver à l'intérieur du sac arachnoïdien cérébro-spinal une tension à peu près égale à la normale. — D'autres, au contraire, s'appuyant sur les conclusions formulées par Bier dans son premier mémoire, à la suite d'une expérience entreprise sur lui-même, estiment qu'il est dangereux de retirer plus de quelques gouttes de liquide, de peur de provoquer une diminution brusque de tension au niveau des centres et de causer ainsi des troubles nerveux graves. — Enfin une troisième catégorie d'auteurs, se basant sur ce fait, dévoilé pour la première fois par Ravaut et Aubourg, que l'introduction de cocaïne dans l'espace sous-arachnoïdien provoque une irritation des méninges et une hypersécrétion réactionnelle aboutissant à un excès de tension, d'où céphalalgie, vomissements, hyperthermies, etc., ont proposé de retirer une quantité de liquide de beaucoup supérieur à la quantité de solution à injecter, de façon à éviter cette hypertension du liquide céphalo-rachidien et à prévenir ainsi les troubles qui s'y rattachent. Grâce à cette manière de faire, M. LE FILLIATRE (1) aurait obtenu, dans son service de la prison de Fresnes, une atténuation remarquable, la plupart du temps même la disparition totale des accidents.

J'ajoute d'ailleurs que, déjà en 1900, c'est-à-dire bien

---

(1) LE FILLIATRE. Observations de rachicocaïnisation. *Clinique générale de chirurgie*, mai 1902.

Voy. aussi G. BRIBON. Contribution à l'étude de la rachicocaïnisation. *Thèse*, Paris, novembre 1902.

avant les recherches de Ravaut et Aubourg, VILLAR (1)
(de Bordeaux) avait préconisé, dans le même but, une
soustraction de plusieurs centimètres (11 à 12 gr.) cubes
de liquide céphalo-rachidien « voulant savoir, écrivait-
« il, si l'action de la cocaïne était plus rapide, plus
« durable, si certains malaises consécutifs à l'injection
« étaient plus ou moins avancés, suivant que l'on lais-
« sait le liquide céphalo-rachidien avec sa tension nor-
« male ou que l'on cherchait à diminuer cette tension
« en en soustrayant une certaine quantité. »

Je n'attache pas grande importance, pour ma part, à
l'issue de quelques gouttes, en plus ou en moins, de
liquide céphalo-rachidien : *j'arrête l'écoulement de ce
liquide aussitôt que j'ai reconnu sa nature.* Pour cela,
il me suffit d'obturer l'embout de l'aiguille avec la pulpe
de l'index de la main gauche, l'aiguille elle-même étant
maintenue FIXE entre le pouce et le médius de cette
même main. Saisissant alors, dans le plateau, le corps
de la seringue chargée de 4 centigrammes de cocaïne
à 12 pour 100, je l'adapte à l'embout de l'aiguille que
fixe déjà la main gauche, puis je laisse le liquide
céphalo-rachidien remplir peu à peu le corps de la
seringue, la pression de ce liquide suffisant à repousser
progressivement le piston (dans les seringues de Luer).
La seringue pleine, je refoule lentement dans l'espace sous-arachnoïdien tout son contenu c'est-à-dire un
mélange parfait de solution cocaïnique concentrée et de
liquide céphalo-rachidien. Il faut éviter à tout prix de
réinjecter un liquide sanglant, même légèrement teinté
de sang, sous peine de faire une anesthésie défec-
tueuse; il en est de même de l'air qui aurait pu s'in-

----

(1) VILLAR. De l'anesthésie chirurgicale médullaire par injection sous-
arachnoïdienne lombaire de chlorhydrate de cocaïne. *Gaz. hebdom. des
sciences médic. de Bordeaux,* 25 novembre 1900.

troduire dans la seringue par suite d'un mauvais ajutage.

J'ai dit que l'injection devait être poussée lentement: cette façon de faire a pour but d'empêcher la diffusion

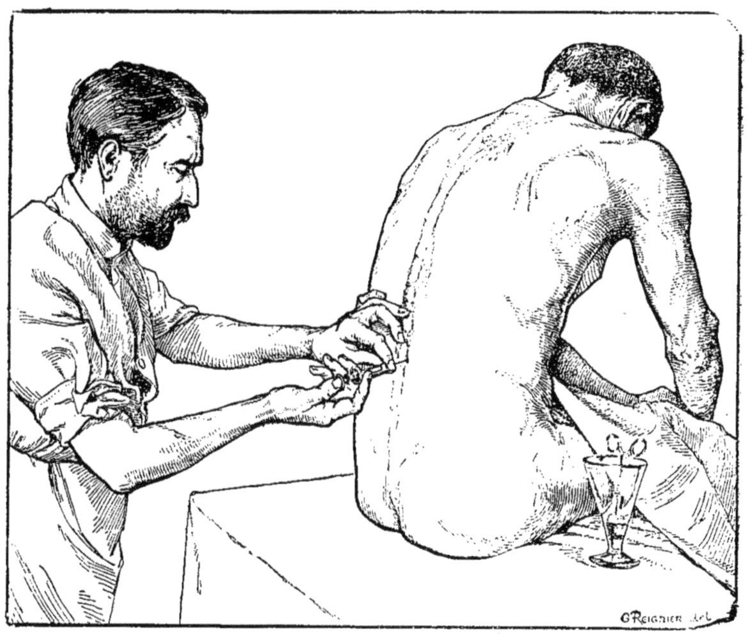

Fig. 10. —La main gauche du chirurgien maintient l'embout de l'aiguille, la main droite pousse le piston de la seringue avec le pouce, le corps étant fixé entre l'index et le médius.

brusque de la solution toxique vers les régions élevées de la moelle et surtout vers le bulbe (les solutions isotoniques semblent d'ailleurs diffuser beaucoup moins que les solutions aqueuses). C'est, au contraire, cette diffusion que recherche M. Chaput (1) qui, par l'injection

(1) Chaput. L'anesthésie générale ou très étendue obtenue par la rachicocaïnisation. *Presse médicale*, 9 novembre 1901, n° 90, p. 265.

rapide de doses élevées de cocaïne pratiquées dans le décubitus latéral, arrive à pousser la solution analgésique jusqu'au contact des racines nerveuses supérieures.

Quelle est la *dose* de cocaïne qu'il convient d'injecter? Avec les solutions aqueuses employées dans l'ancienne technique, une dose de 1 à 2 centigrammes de cocaïne était, en général, largement suffisante pour assurer une analgésie superficielle et profonde de toute la partie sous-diaphragmatique du corps. Plusieurs chirurgiens se contentaient seulement d'une dose d'un demi-centigramme, et RODMAN (1) conseillait même de n'utiliser que 16 à 18 gouttes d'une solution à 2 pour 100. Actuellement, avec les injections de solutions isotoniques, il faut, si l'on veut arriver aux mêmes résultats anesthésiques qu'avec l'ancienne méthode, augmenter notablement la dose de cocaïne. J'ai remarqué, en effet, qu'à doses égales, les injections isotoniques donnent une anesthésie qui *remonte moins haut, dure moins longtemps, est plus lente à se produire* et est moins parfaite qu'avec le premier procédé (2). Depuis que j'ai recours

---

(1) RODMAN, The Medullary narcosis *The Therapeutic Gazette*, 1901, n° 1.

(2) C'est aussi l'avis de CHAPUT qui écrit (*Presse médicale*, 9 novembre 1901, n° 90, p. 266) : « J'ai observé que les solutions aqueuses de cocaïne « à 1 pour 100 paraissent diffuser beaucoup plus que les solutions isoto- « niques. C'est ainsi que les doses de 3 centigrammes à 3 centigrammes 1/2 « en solution aqueuse ont donné sur 14 cas : 4 anesthésies basses, contre « 10 hautes (60 pour 100) dont 5 totales, 7 de la face et 10 des membres « supérieurs, tandis que les mêmes doses, en solution isotonique ont donné « sur 7 cas 5 anesthésies basses et 2 hautes (28 pour 100) portant seulement « sur les membres supérieurs, sans anesthésie de la face ni totale » ; et plus loin : « Les solutions isotoniques paraissent diffuser moins que les solutions « aqueuses ; elles donnent, par conséquent, une anesthésie moins élevée. »

Au contraire, GUINARD (*Presse médicale*, 5 novembre 1902, n° 89, p. 1063) prétend qu'avec une dose de 2 centigrammes de cocaïne en solution isotonique (Voy. la formule plus haut) il a pu constater une anesthésie plus rapide et plus profonde que par l'ancien procédé.

à ces injections, *j'emploie, en général, une dose de 4 centigrammes* (Voy. plus haut) : encore n'obtiens-je ainsi que l'analgésie nécessaire pour les opérations, sur le membre inférieur, le périnée, la vulve, le vagin, l'anus, le rectum et la vessie ; pour opérer sur des régions élevées, j'ai toujours été obligé de recourir à l'ancien procédé. Dans ce cas, ai-je dit, une dose de 1 à 2 centimètres cubes d'une solution à 1 pour 100 ou de 1 à demi-centimètre cube d'une solution à 2 pour 100, est, en général, largement suffisante pour anesthésier toute la portion sous-diaphragmatique du corps. Une dose supérieure à 2 centigrammes c'est-à-dire 3 (Stouffs (1), Legueu et Kendirdjy (2), moi-même), 4 (Rocher (3), Chaput) (4) et même 4^{cgr},5 (Marx) (5) si elle ne semble point faire courir plus de risques aux malades ne semble d'ailleurs pas non plus entraîner, au moins d'une façon régulière, une augmentation parallèle dans l'étendue, la durée et l'intensité de l'anesthésie. C'est du moins ce qui résulte de mes propres observations et de celles des auteurs précités. Un seul, M. Chaput *(loc. cit.)* est d'un avis différent.

Examinant l'influence des doses sur l'étendue de l'anesthésie, M. Chaput est arrivé aux résultats suivants, pour des doses variant de 1 centigramme et demi à 4 centigrammes. L'anesthésie élevée — et par là il entend

---

(1) Stouffs. L'anesthésie médullaire par l'injection de cocaïne, procédé de Tuffier. *Presse médicale belge*, 27 octobre 1900, n° 41.

(2) Legueu et Kendirdjy. De l'anesthésie par l'injection lombaire intrarachidienne de cocaïne et d'eucaïne. *Presse médicale*, 27 octobre 1900, n° 89.

(3) Rocher. Deux interventions de la cocaïne. *Journ. de méd. de Bordeaux*, 20 janv. 1901.

(4) Chaput. L'anesthésie générale ou très étendue obtenue par la rachicocaïnisation. *Presse médicale*, 9 nov. 1901, n° 90, p. 265.

(5) Marx. Analgesia in obstetrics produced by medullary inject. of cocaïne. *The Philadelphic med. journ.*, 1900, 3 novembre.

l'anesthésie qui atteint au moins les membres supérieurs
— a été observée 37 fois sur 120 rachicocaïnisations,
soit dans près d'un tiers des cas. Sur ces 37 cas, 18 fois
l'analgésie a envahi, outre les membres supérieurs, la
face, et 11 fois elle a été totale. Voici la répartition de
ces différents cas : *a)* avec un 1 centigramme et demi,
6 anesthésies élevées sur 25 rachicocaïnisations, soit
24 pour 100, dont 1 totale ; — *b)* avec 2^{cgr},15 élevées sur
64, soit 23 pour 100, dont 4 totales ; — *c)* avec 3 centigrammes, la proportion augmente : on observe 10 anesthésies élevées sur 18, soit 55 pour 100, dont 4 totales ;
— *d)* avec 3 centigrammes et demi, 2 élevées sur 3, soit
66 pour 100, dont 1 totale ; — enfin *e)* avec 4 centigrammes
l'anesthésie est toujours élevée : 100 pour 100. Je pense
que les résultats obtenus par M. Chaput tiennent pour
le moins autant à la vitesse avec laquelle l'injection
a été poussée qu'à la dose injectée : dans ce cas, d'ailleurs, il convient d'employer des solutions faibles (1 pour
100) qui diffusent plus rapidement et plus loin dans le
liquide céphalo-rachidien.

Quoi qu'il en soit de la dose injectée, l'injection finie,
on retire brusquement l'aiguille, on obture l'orifice avec
du collodion et on place le malade dans la position chirurgicale. On a pris soin de noter la minute précise où
l'injection a été terminée ; il ne reste plus qu'à attendre
que les premiers signes de l'anesthésie se manifestent.
On emploie ce temps à préparer le malade pour l'opération : savonnage, brossage, asepsie du champ opératoire.
On couvre les yeux du patient d'une compresse ou d'un
masque afin de soustraire à sa vue les préparatifs et,
plus tard, les différents temps de l'opération, on le pré-
vient des quelques malaises qu'il va ressentir, on l'inter-
roge sur les sensations qu'il éprouve. Bientôt, en effet,
après un laps de temps qui varie de 4 à 10 minutes
en moyenne, le malade accuse des picotements, des

fourmillements, de l'engourdissement, une sensation de froid dans les pieds puis dans les jambes, parfois dans la totalité des membres inférieurs : c'est l'anesthésie qui commence ; dans quelques minutes, elle sera complète. Peu à peu, la sensibilité à la douleur disparaît, progressant de l'extrémité distale des membres inférieurs vers leur racine ou débutant par le scrotum et les régions inguino-crurales et gagnant rapidement le périnée, le bassin, les lombes, la région sous-ombilicale de l'abdomen. L'opérateur, pendant ce temps, a exploré, de la pointe de son bistouri, la sensibilité de la région sur laquelle il va intervenir : dès qu'il la juge suffisamment abolie, il commence l'acte opératoire.

Étudions maintenant en détail les effets des injections sous-arachnoïdiennes de cocaïne. L'effet principal est, avons-nous dit, une *analgésie* (perte de la sensibilité à la douleur) qui s'étend en général à toute la portion sous-diaphragmatique du corps, mais qui peut être aussi beaucoup moins ou beaucoup plus étendue. Outre cet effet analgésiant, l'action de la cocaïne injectée sous les méninges se manifeste encore par des effets secondaires ou accessoires, plus ou moins intenses, du côté des différents appareils, effets qui ont été en grande partie supprimés ou du moins considérablement atténués depuis l'emploi de la nouvelle méthode de rachico-caïnisation.

CHAPITRE II

EFFETS DES INJECTIONS SOUS-ARACHNOÏDIENNES LOMBAIRES DE CHLORHYDRATE DE COCAÏNE.

I. *Analgésie.* — C'est après un laps de temps qui varie entre quatre et dix minutes (1) que les résultats de l'injection commencent à se manifester. L'anesthésie, ou mieux l'*analgésie* commence, en général, par l'extrémité distale des membres inférieurs. Les patients accusent des picotements, des fourmillements, de l'engourdissement, dans les pieds puis dans les jambes ; progressivement la sensibilité à la douleur disparaît : la sensibilité au contact persiste seule. J'ai vu des malades présenter alors pendant quelques secondes un tremblement plus ou moins accentué des membres inférieurs ; deux perdirent le sens de la situation de leurs jambes ; d'autres encore accusèrent une sensation de pesanteur qui leur faisait croire que leurs jambes étaient mortes ; il en est enfin qui se plaignent d'une légère sensation de froid.

Souvent, au lieu de débuter par les pieds, l'anesthésie se manifeste d'abord dans les organes génitaux externes. Ce mode de début serait même la règle pour RACOVI-

---

(1) D'une façon générale, chez les enfants et les sujets jeunes, l'analgésie apparaît plus rapidement : dans certaines de mes observations elle a été presque immédiate,

ceanu (1) et Reclus (2). Corning (3) déjà, dès 1885, avait observé que la verge et le scrotum perdaient leur sensibilité très rapidement, avant que le haut des jambes et les cuisses fussent anesthésiés. L'explication de ce phénomène nous est fournie par l'anatomie. Nous verrons plus loin que l'analgésie produite par la rachicocaïnisation est une analgésie d'ordre radiculaire. Or, étant donné le lieu choisi pour l'injection de cocaïne, on comprend que cette dernière agisse d'abord sur les racines les plus basses de la queue de cheval, c'est-à-dire la 4° et la 3° sacrées qui innervent les organes génitaux externes et le périnée ; l'analgésie prend ensuite la 2° et la 1° sacrées et les racines lombaires, c'est-à-dire les membres inférieurs.

MM. A. Pitres et J. Abadie (4) (de Bordeaux), après une étude minutieuse — portant sur une vingtaine de cas — des modifications de la sensibilité consécutives à l'injection d'un demi à 2 centimètres cubes de solution de chlorhydrate de cocaïne à 2 pour 100, sont arrivés à des conclusions qui s'écartent notablement des données émises et acceptées jusqu'ici par l'unanimité des obsersateurs touchant le mode de propagation de l'analgésie. Elles ont d'ailleurs une trop grande importance au point de vue de la physiologie pathologique de la rachicocaïnisation et aussi au point de vue opératoire pour

---

(1) Racoviceanu. *XIII° Congrès international de méd*. Paris, 2-9 août 1900. Contribution à l'étude de l'anesthésie par la cocaïne injectée dans le canal rachidien.

(2) Reclus. La méthode de Bier. *Bull. de l'Acad. de méd. de Paris,* mars 1901.

(3) Corning. Spinal anœsthesia and local medicalead of the cord. *New-York medic. Journal.* 1885, t. XLII, p. 483.

(4) Pitres et Abadie. Note sur la distribution topographique et l'origine radiculaire de l'analgésie provoquée chez l'homme par les injections sousarachnoïdiennes de cocaïne. *Soc. de biologie,* 27 avril 1901.

que nous croyons de notre devoir de les reproduire ici.
Voici donc ces conclusions *in extenso* :

1° L'analgésie qui se développe dans la moitié inférieure du corps à la suite des injections lombaires de
cocaïne ne débute pas nécessairement par les pieds. Elle
peut apparaître tout d'abord dans la région coccygienne
et envahir le périnée, le sacrum, les organes génitaux,
les viscères pelviens, avant d'atteindre les membres
inférieurs. Elle peut aussi débuter par un point quelconque des membres inférieurs (face antérieure des
jambes, faces latérales des cuisses, etc.), les pieds ne
devenant analgésiques que plus tardivement.

2° Une fois née sur l'un des points qui viennent d'être
indiqués, l'analgésie gagne de proche en proche, comme
une tache d'huile, les parties voisines, jusqu'à ce qu'elle
se soit répandue sur la totalité de la moitié sous-ombilicale du corps. Si ce sont les pieds qui ont perdu les
premiers leur sensibilité à la douleur, l'extension de
l'analgésie a lieu — cela va de soi — de bas en haut ;
mais si ce sont les cuisses ou le périnée, elle se fait à la
fois de bas en haut et de haut en bas.

Cet envahissement est d'autant plus rapide que la dose
de cocaïne injectée dans le rachis est plus élevée. Avec
des doses de 3 ou 4 centigrammes, il est à peu près
impossible d'en suivre la marche. Pour en bien observer
les détails, il faut ne pas employer plus de 5 à 15 milligrammes de substance active.

3° L'extension de l'analgésie ne se fait pas toujours simultanément des deux côtés à la fois. La jambe, le pied,
la cuisse d'un côté peuvent être déjà complètement analgésiques alors que les régions symétriques du côté
opposé jouissent encore de toute leur sensibilité à la
douleur ou ne sont que très légèrement hypoalgé-
siques.

4° Quand l'analgésie a atteint son maximum d'extension, elle remonte généralement jusqu'à la hauteur de la ceinture ou de l'appendice xiphoïde. A ce moment, sa limite supérieure n'est pas représentée par une ligne horizontale perpendiculaire à l'axe du corps, mais bien par une ligne oblique de haut en bas et d'arrière en avant, suivant sensiblement la direction des aires de distribution des nerfs intercostaux. Ordinairement, cette ligne se trouve au même niveau et affecte les mêmes dispositions des deux côtés du corps. Mais elle est parfois notablement plus élevée d'un côté que de l'autre. Sur un de nos malades, elle était située à la hauteur de la 12° côte d'un côté et de la 6° de l'autre côté. Sur un autre sujet, elle était placée au niveau de la ceinture du côté droit et remontait jusqu'à l'épaule du côté gauche.

5° La limite supérieure de l'aire analgésique n'est jamais brusquement tranchée. Entre les parties du corps où la sensibilité est restée normale et celles où l'analgésie est complète, nous avons toujours constaté l'existence d'une bande intermédiaire d'hypoalgésie de deux à cinq travers de doigt de largeur.

6° Dans un certain nombre de cas, l'analgésie n'est pas uniformément répartie sur toute la portion sous-ombilicale du corps. Nous avons pu constater quelquefois en plein territoire analgésique un ou plusieurs îlots plus larges que la paume de la main, siégeant sur le sacrum, le périnée, les lombes ou les membres inférieurs, au niveau desquels les piqûres et les brûlures étaient douloureusement perçues, alors que dans les parties voisines elles ne donnent lieu qu'à des sensations de contact.

7° Quand l'analgésie se dissipe, elle ne disparaît pas toujours progressivement et régulièrement de haut en bas. D'une façon générale, les régions analgésiées les premières restent plus longtemps analgésiques, et les régions analgésiées les dernières recouvrent plus vite leurs propriétés sensitives. Ainsi voit-on quelquefois l'aire d'analgésie se rétrécir simultanément par en haut et par en bas, de telle sorte qu'à un certain moment les cuisses ou la région périnéale restent seules analgésiques, le ventre, d'une part, les jambes et les cuisses, de l'autre, ayant déjà retrouvé leur sensibilité normale.

Quoi qu'il en soit, que l'anesthésie débute par les organes génitaux externes ou par les pieds, elle envahit ensuite rapidement les membres inférieurs, le périnée, le bassin, puis les lombes et la région ombilicale. Elle remonte souvent jusqu'au thorax, parfois jusqu'aux aisselles ; elle peut même gagner les membres supérieurs et la tête, se généralisant ainsi à tout le corps. Nous ne connaissons pas les règles qui président à cette extension de l'anesthésie ; j'ai déjà dit que, contrairement à ce que pense M. Chaput, l'influence de la dose de cocaïne ne me paraît pas tout à fait démontrée : j'ai obtenu avec des doses d'un centigramme des anesthésies très rapides et très étendues, alors qu'avec des doses doubles ou triples je n'ai eu que des analgésies fugaces et atteignant à peine l'ombilic. Dans un cas de MARX *(loc. cit.),* une injection d'un centigramme a produit une analgésie s'étendant jusqu'aux oreilles ; GOLDAU *(loc. cit.)* dit que 2 centigrammes suffisent parfois à donner une analgésie remontant jusqu'aux clavicules ; KAMMERER (Erfahrungen mit Cocaïnanesthesie. *New Yorker med. Wochenschr.,* janv. 1901) a vu 3 fois, avec ces doses moyennes, l'anesthésie gagner les membres supérieurs et même, dans un cas, la peau de la face ; avec ces mêmes doses, FOWLER (*Annals of Surg.,* déc. 1900, et *Medic. News,* 5 janv. 1901) et PODESTA (*Semana medica,* Buenos-Ayres, 23 août 1900) ont pu faire des résections costales, FIORETTE (XVe *Adunanza della Società ital. di chirurgia,* 1900) amputer un bras pour sarcome, BARLONG (*The Brit. Medic. Journ.*, janv. 1901) une strumectomie. Enfin M. Chaput *(loc. cit.)* lui-même n'a-t-il pas obtenu : sur 25 cas injectés avec 1 centigramme et demi 6 anesthésies élevées dont une de la face et une totale ; et, avec 2 centigrammes sur 64 anesthésies, 15 élevées dont 6 de la face et 4 totales ? Je crois plus volontiers que l'étendue de l'analgésie est en rapport non pas seulement avec la dose injectée, mais aussi et beaucoup avec la vitesse de l'injection, la densité du liquide injecté — les solutions étendues diffusant plus vite et plus loin que les solutions concentrées — la position du sujet (position assise, couchée ou déclive) et enfin le lieu de l'injection (espace lombo-sacré, espaces lombaires, espaces dorso-lombaires, dorsaux ou même cervicaux ! [TAIT et CAGLIARI, déjà cités au début de ce rapport]). Nous verrons d'ailleurs plus loin, à propos de la physiologie pathologique de la cocaïnisation médullaire, ce qu'il faut penser de cette hypothèse. Il m'a semblé aussi que l'analgésie se généralisait plus facilement chez les jeunes sujets ; ces points toutefois demandent encore à être élucidés expérimentalement (1).

L'analgésie obtenue est *complète, absolue,* au moins dans la très grande majorité des cas. Au cours de l'opération pratiquée sur eux, les patients interrogés accusent seulement une sensation de contact. Ils entendent, par exemple, scier leurs os sans ressentir la moindre douleur ; dans l'hystérectomie vaginale, les malades perçoivent parfois les tiraillements exercés sur l'utérus, mais sans en souffrir. L'analgésie est telle qu'au cours d'une néphrectomie lombaire, une femme

---

(1) Voyez à ce sujet les résultats expérimentaux consignés dans le travail de N. POLUBOGATOV : Contribution a l'étude de la rachicocaïnisation dans les opérations chirurgicales. *Thèse*, Moscou, 1901.

nous demanda, à la fin de l'opération, si nous commen-
cerions bientôt à l'opérer ; pendant une gastro-enté-
rostomie en présence de Murphy et d'une série de chirurgiens du Canada et de l'Amérique du Nord j'ai pu
discuter avec la malade (l'ulcère et l'estomac en main)
certains symptômes observés qui plaidaient en faveur
d'un ulcère simple. Ces quelques exemples montrent bien que l'insensibilité produite par la rachicocaïnisation n'est pas la même que celle qu'on obtient
par la chloroformisation et l'éthérisation. Dans la rachicocaïnisation, les facultés cérébrales ne sont aucu-
nement touchées et restent inaltérées ; le patient
conserve, en outre, la sensation du contact et même
celle du chaud et du froid (un thermocautère appli-
qué sur la peau est perçu comme un corps chaud, mais
n'éveille aucune douleur)(1) : il n'y a pas anesthésie,
c'est-à-dire perte complète de toute sensation, mais
seulement analgésie, c'est-à-dire abolition du sens
de la douleur. Dans l'immense majorité des cas, la
contractilité musculaire est conservée. Dans une amputation de cuisse, nous pouvions demander au malade
de relever son moignon par la simple contraction
de ses muscles, afin de faciliter le pincement de ses
vaisseaux. Cette conservation de la contractilité musculaire a permis d'utiliser la rachicocaïnisation pour supprimer les douleurs de l'accouchement sans gêner le
travail : certains accoucheurs ont même prétendu qu'à la
suite des injections sous-arachnoïdiennes de cocaïne,
les contractions se montraient plus énergiques, plus fréquentes et plus longues. — Au contraire de la contractilité, la tonicité musculaire disparait, au moins dans un

---

(1) Il y a quelquefois perversion de la sensation thermique, le froid
étant pris pour le chaud, et inversement, dans toute la zone anesthésiée.

certain nombre de cas, ainsi que le prouve l'émission
involontaire de matières, de gaz, et d'urine constatée
chez quelques rachicocaïnisés.

L'analgésie *dure* en moyenne d'une heure à une heure
et demie avec des doses moyennes de 15 milligrammes
à 2 centigrammes de cocaïne. Mais il est des cas où la
sensibilité reparaît au bout de trois quarts d'heure,
d'une demi-heure et même plus tôt. Il ne faut donc pas,
avec la rachicocaïnisation, escompter une analgésie de
longue durée et il convient, en général, de n'entre-
prendre, avec cette méthode, que des opérations dont
la durée ne doit pas excéder une heure, sous peine de
se voir obligé finalement de recourir au chloroforme ou
à l'éther. Au moment où la cocaïne *va cesser* son action,
on constate que la zone ombilicale, qui jusque-là était
insensible, présente un certain degré de sensibilité.
A partir de ce moment, celle-ci va reparaître progressivement. Elle chemine de haut en bas, quelquefois
rapidement, mais le plus souvent lentement. Peu à peu,
la racine des cuisses, le périnée, les cuisses elles-
mêmes, les genoux, les mollets et les pieds recouvrent
leur sensibilité. La réapparition de cette dernière est
quelquefois accompagnée des phénomènes du début,
c'est-à-dire de picotements et de fourmillements dans
les mollets et dans les pieds. — J'ajouterai, pour terminer, que la disparition de l'analgésie ne suit pas toujours régulièrement cette marche ; j'ai vu la région
hypogastrique reprendre sa sensibilité avant la région
ombilicale.

Dans l'immense majorité des cas, l'analgésie qui
succède à la rachicocaïnisation est *absolue*, c'est-à-dire
que le malade ne manifeste aucun signe de douleur au
cours des manœuvres diverses que nécessite une opération pratiquée dans les limites de lieu et de temps
que nous avons indiquées. Il n'en est cependant pas

toujours ainsi : l'analgésie se montre quelquefois imparfaite, ou même fait complètement défaut, bien que l'injection de cocaïne, faite suivant les règles, ait parfaitement réussi. Dans ce cas, les malades se plaignent au cours de l'opération et se livrent souvent, au moindre attouchement, à des mouvements plus ou moins brusques et violents qui peuvent gêner considérablement le chirurgien et l'obliger à recourir à l'anesthésie générale. Il est difficile, en pareil cas, de faire la part de la frayeur éprouvée par certains malades et de la douleur véritable qu'ils peuvent ressentir : j'ai eu, à plusieurs reprises, des malades manifestement et parfaitement analgésiés, mais que le simple contact préoccupait et qui s'en plaignaient ; j'eus recours immédiatement à l'éther, et je conseille de toujours agir ainsi, en pareille circonstance et à ne pas perdre son temps à vouloir persuader l'opéré. Il n'en est pas moins vrai qu'il existe des faits indiscutables dans lesquels l'abolition de la sensibilité n'a pas été parfaite. — D'autre part, il arrive que, au cours de la même opération, l'analgésie se présente à des degrés variables suivant la nature des organes : les téguments, les muscles et les aponévroses peuvent être parfaitement anesthésiés et les os ou les viscères sous-jacents ne l'être point. J'ai observé quelquefois le fait au cours de mes laparotomies. KEN-DIRDJY *(loc. cit.)* rapporte que, dans une suture de rotule, la perforation des deux fragments de l'os et surtout la pression exercée, pendant la perforation, sur les condyles du fémur, furent pénibles, le reste de l'opération s'étant passé absolument sans douleur. — Dans d'autres cas, l'anesthésie a été parfaite ou à peu près, mais est de courte durée : au bout de quelques minutes, 15 à 20, la sensibilité se réveille et il est impossible de terminer l'opération sans recourir à l'anesthésie générale. — On aura d'autant plus de chances de rencontrer ces analgésies incomplètes et fugaces qu'on opérera dans une région plus éloignée du plan-limite que nous avons placé au niveau du diaphragme. C'est ainsi que les analgésies du thorax, des membres supérieurs, de la face, même celles obtenues avec des supérieurs aux doses usuelles d'un à deux centigrammes de cocaïne sont essentiellement superficielles et transitoires : tous les auteurs qui, dans ces conditions, ont opéré sur ces régions, en conviennent (voy. CHAPUT, SNYERS) (1).

A côté de ces cas où l'analgésie est imparfaite, il en est d'autres où elle a manqué, quelle qu'ait été la dose injectée : nous ne parlons, bien entendu, que des cas où ponction et injection ont été faites suivant les règles, avec une solution active, c'est-à-dire préparée et stérilisée comme nous l'avons indiqué plus haut. Le nombre de ces cas, qu'on trouve signalés dans la littérature, est assez considérable ; mais beaucoup de ces échecs doivent être accueillis sous toutes réserves, car il faudrait être sûr précisément que, dans ces cas, aucune faute de technique n'a été commise et que la solution de cocaïne était irréprochable. Cependant il est incontestable qu'il existe des faits où la cocaïne injectée dans le sac arachnoïdien, suivant une technique irréprochable, s'est montrée sans effet. Personnellement, j'en possède quelques exemples : dans ces cas où la solution de cocaïne ne pouvait nullement être mise en cause (ainsi que je pus m'en convaincre par son action sur d'autres sujets), les injections poussées suivant les règles ne furent suivies d'aucun effet anesthésique ou autre. Quelques-uns même de ces sujets avaient été rachicocaïnisés antérieurement avec succès par moi-

---

(1) CHAPUT. *Presse médicale*, 9 nov. 1901, p. 266.
SNYERS. *Soc. belge de Chirurgie*, 1900.

même ou par mes internes. Faut-il parler ici d'idiosyncrasie à l'égard de la cocaïne, faire intervenir le tempérament particulier ou l'état nerveux du sujet, la suggestion, comme le veulent BOLDT, MASSEY, BIER, ROSA, DIEZ, GOLDAN, etc. ? MARX et GRANDIN prétendent qu'ils n'ont pu parvenir à provoquer l'analgésie chez certaines Italiennes d'un tempérament à la fois vigoureux et nerveux. Tous ces facteurs ne doivent être admis qu'avec une extrême réserve, et, quant à l'idiosyncrasie, les derniers faits que je viens de citer, savoir les échecs de la rachicocaïnisation sur des sujets qui avaient été rachicocaïnisés avec succès quelque temps auparavant, montrent bien quelle valeur il faut accorder à ce mot qu'on emploie un peu dans toutes les publications pour expliquer les insuccès : avant de la faire intervenir il faudra bien s'assurer que le sujet s'est toujours montré réfractaire à la cocaïne... Pour conclure, je crois que bien des échecs de la rachicocaïnisation sont dus à une faute de technique, que certains sujets sont *peut-être* insensibles aux doses habituelles (1 à 5 centigrammes) de cocaïne que nous employons et enfin que, dans certaines circonstances particulières, état nerveux extrème, alcoolisme, etc..., — la cocaïne, aux doses habituelles, peut ne pas produire son effet chez des individus sur lesquels elle agit d'ordinaire parfaitement. Mais ces faits sont exceptionnels.

II. *Effets secondaires ou accessoires des injections sous-arachnoïdiennes de cocaïne.* — L'analgésie plus ou moins étendue des régions inférieures du corps est le phénomène principal qui apparaît à la suite des injections sous-arachnoïdiennes lombaires de cocaïne, mais ce n'est pas le seul. Cette analgésie, en effet, s'accompagne ou est suivie d'un certain nombre d'autres phénomènes secondaires plus ou moins accentués également dus à l'injection cocaïnique et qu'il est important de signaler, car on a prétendu qu'ils peuvent être assez pénibles pour qu'on leur préfère ceux qui résultent de l'anesthésie générale par le chloroforme ou par l'éther : bien plus, on a signalé des accidents graves et même des cas de mort à la suite de la rachi-cocaïnisation ! Nous allons voir ce qu'il faut en penser (1).

Pour procéder méthodiquement, j'étudierai successivement ces phénomènes, ainsi que je l'ai fait dans ma Monographie : 1° *pendant l'anesthésie* ; 2° *après l'anesthésie* ; et dans chacun de ces chapitres je passerai en revue : A. les *phénomènes subjectifs*, et B. les *phénomènes objectifs* qui ont pour siège les différents appareils.

1. **Pendant l'analgésie.** — A. Phénomènes subjectifs. — A la suite de l'injection et pendant toute la durée de l'analgésie, le malade peut ne présenter aucune espèce de troubles : calme et tranquille, il cause avec le chirurgien et ses aides et ne semble même pas se douter qu'on l'opère. Ces cas ne sont pas rares : ils comptent dans ma statistique pour une proportion d'environ 20 pour 100. Ce chiffre est à peu près aussi celui qu'on trouve dans toutes les autres statistiques publiées ; il n'est pas sensiblement plus élevé avec la nouvelle méthode qui supprime surtout, nous le verrons tout à l'heure, certains troubles post-anesthésiques.

En général, il ne faut pas compter sur un succès aussi parfait ; les opérés accusent, dès le commencement ou le plus souvent au cours de l'anesthésie, un certain nombre de troubles que nous allons passer successivement en revue :

----

(1) Dans les lignes qui vont suivre, il est question des phénomènes qui accompagnent ou qui suivent les injections de solution aqueuse de cocaïne (méthode ancienne) ; nous verrons ensuite les améliorations obtenues à l'aide des injections de solutions isotoniques (méthode nouvelle).

a. Je ne fais que citer, pour les rappeler, les *four-millements* dans les membres inférieurs, que quelques malades accusent au moment de la ponction, fourmillements qui n'offrent aucune importance et qui sont d'ailleurs passagers.

b. De même pour les *tremblements*, localisés aux membres inférieurs, ou, plus rarement, généralisés à tout le corps, qui apparaissent assez fréquemment à la suite de l'injection : c'est un phénomène insignifiant, qui, en tout cas, n'est nullement gênant pour l'opérateur, car il est essentiellement transitoire.

c. Un certain nombre de malades se plaignent d'un *malaise général,* plus ou moins accentué, mais d'ordinaire léger, qui se caractérise par une certaine anxiété respiratoire, par de la pesanteur épigastrique, quelquefois par des mouvements d'inspiration plus profonds et plus amples, une sorte de besoin d'air. Parfois cet état s'accompagne d'une sensation de chaleur ou de transpirations de la face, avec sensation de soif. Cet état de malaise ne débute guère avant la 5e ou la 8e minute qui suit l'injection ; il persiste environ 10 minutes, et il est exceptionnel qu'il dure au delà de la quinzième.

d. Les *nausées* constituent un phénomène plus désagréable. Elles sont fréquentes (je les trouve signalées avec un pourcentage de 30 pour 100 dans ma statistique) ; elles s'annoncent en général par de la pâleur de la face et s'accompagnent le plus souvent de sueurs froides. J'ai remarqué que ces nausées étaient d'autant plus fréquentes que la dose de cocaïne injectée était plus élevée et que l'injection aurait été poussée plus vite. M. Chaput (*Thèse de Bordenave,* Paris, 1901) en expérimentant avec des doses supérieures à 2 centigrammes les a observées dans 65,5 pour 100, c'est-à-dire dans environ les deux tiers des cas.

e. Les *vomissements* peuvent succéder aux nausées,

c'est-à-dire vers la 10e ou la 15e minute. Rarement on les voit s'installer d'emblée dans les premières minutes qui suivent l'injection. Ces vomissements, glaireux ou bilieux quand le malade est à jeun, alimentaires quand le malade a mangé quelque temps auparavant, se répètent en général 3 ou 4 fois de suite, puis s'arrêtent définitivement : on peut en être assuré au sentiment de bien-être exprimé par le patient. Dans le cas contraire, l'état nauséeux persiste et les vomissements reparaissent sous forme de crises qui peuvent se répéter plusieurs fois. Les vomissements comptent pour 20 pour 100 dans ma statistique : ils sont plus fréquents chez la femme que chez l'homme ; je les ai observés aussi bien avec l'eucaïne et la tropacocaïne qu'avec la cocaïne. Les différentes statistiques publiées par les auteurs offrent d'ailleurs à cet égard des écarts de chiffres considérables. C'est ainsi que, dans leur mémoire, déjà cité, LEGUEU et KENDIRDJY ont noté les vomissements de la période anesthésique, dans 24 cas sur 55 de leur statistique (47 pour 100) ; au contraire dans sa thèse, KENDIRDJY déclare n'avoir observé sur une série personnelle de 30 rachicocaïnisations qu'un seul vomissement, encore est-ce chez un malade qui avait bu 2 carafons de vin avant l'opération : mais Kendirdjy est obligé de déclarer lui-même qu'il s'agit là d'une série exceptionnellement heureuse sur laquelle il ne faudrait pas toujours compter. Ces vomissements n'ont d'ailleurs aucune importance, à part la sensation désagréable ou pénible qu'ils causent aux malades. Comme ils sont généralement précoces et souvent surviennent avant que l'analgésie ne soit complète, il suffit de remettre l'opération de quelques minutes. Lorsqu'ils surviennent au cours de l'opération (1), ils

---

(1) D'après KENDIRDJY *(loc. cit.)* les vomissements s'observeraient sur-

peuvent être plus gênants, mais pas plus et ne nécessitant pas plus de précautions que ceux qui se produisent au cours de l'anesthésie par le chloroforme ou par l'éther.

Tels sont les accidents, les malaises dont se plaignent beaucoup de rachicocaïnisés, malaises qu'on ne saurait mieux comparer qu'à ceux du « mal de mer » avec l'intensité et la ténacité en moins.

Voyons maintenant l'état des différents appareils pendant l'anesthésie, c'est-à-dire les phénomènes objectifs qui accompagnent cette dernière.

B. Phénomènes objectifs. — *a. Système nerveux.* — En dehors des troubles subjectifs que nous venons d'énumérer et qui sont sinon complètement — il faut, en effet, comme je l'ai dit, faire la part de l'état nerveux spécial de certains sujets — du moins en grande partie attribuables à une action directe de la cocaïne sur les centres nerveux, le système encéphalo-médullaire ne manifeste, dans l'immense majorité des cas, aucune réaction spéciale qui puisse faire supposer qu'il ait été atteint plus profondément par la cocaïne : ceci soit dit, bien entendu seulement de l'encéphale et des régions supérieures de la moelle.

Le sensorium est conservé : les malades voient et entendent tout ce qui se fait ou se dit autour d'eux, leur intelligence n'est pas altérée et il m'est souvent arrivé de discuter avec eux, au cours de l'analgésie et de l'opération, divers symptômes de l'affection qui me les avait amenés. Je n'ai jamais assisté au moindre symptôme — loquacité, agitation, etc. — qui ait pu me faire

---

tout au cours de la cure radicale des hernies. Pour cet auteur les tractions exercées sur le cordon, des manœuvres qui portent sur le contenu du sac, surtout lorsque c'est de l'intestin, ne seraient pas étrangères à l'éclosion de ce phénomène morbide.

supposer que la cocaïne avait porté son action sur le cortex cérébral (1).

L'action sur le bulbe est plus fréquente, quoique fugace et atténuée : c'est à elle, en effet, qu'il faut très probablement attribuer les malaises de la période analgésique que nous avons étudiés tout à l'heure : anxiété respiratoire, nausées, vomissements ainsi que certains troubles circulatoires.

Du côté des régions supérieures de la moelle, on n'observe non plus, le plus souvent, aucun symptôme qui témoigne d'une action de la cocaïne sur ces régions : la sensibilité et la motilité restent intactes au niveau de la face, du cou, du thorax, des membres supérieurs ; les réflexes sont conservés. Lorsqu'au contraire, la diffusion de la cocaïne — spontanée ou voulue (doses élevées, injections rapides) — s'est faite vers les zones élevées du liquide céphalo-rachidien, on observe dans les territoires du corps tributaires des segments supérieurs de la moelle atteints par la cocaïne des phénomènes analgésiques absolument identiques — quoique généralement atténués — à ceux qui ont pour siège la portion sous-diaphragmatique du corps.

b. Appareil circulatoire. — L'appareil circulatoire subit également l'action de l'injection, ainsi qu'on peut s'en convaincre par les modifications que présente le pouls. Celui-ci est, en général, plus rapide et un peu mou : les pulsations peuvent varier de 80 à 120. Cette fréquence et cette mollesse du pouls s'expliquent par l'abaissement que subit la pression artérielle sous l'in-

---

(1) J'ai observé dans quelques cas la *dilatation de la pupille*, survenant en général avant les nausées et les vomissements qu'elle peut ainsi faire prévoir. BAINBRIDGE, Analgesia in children by spinal injection. *Medic. Record*, 15 décembre 1900, a remarqué que souvent, chez les enfants, elle annonçait le début de l'analgésie.

fluence de la rachicocaïnisation, abaissement que j'ai
démontré expérimentalement avec Hallion et que j'ai
aussi constaté cliniquement par l'examen des tracés
pléthosphygmographiques des sujets que j'ai opérés (1).
Quant au rythme cardiaque il n'est nullement troublé (2).

La fréquence du pouls est certainement influencée
par les nausées et les vomissements — influence bien
connue en physiologie pathologique, — dans ce cas elle
peut, ainsi que je l'ai constaté plusieurs fois, s'élever
pendant quelques instants à 150 ou 160 pulsations par
minute. Cette fréquence acquiert son maximum vers
la 10ᵉ ou 15ᵉ minute et diminue ensuite rapidement. A
la fin de l'anesthésie elle est retombée à la normale. Sur
30 sujets que j'ai examinés spécialement à ce point de
vue, le pouls était autour de 80 à la fin de l'opération.

c. Appareil respiratoire. — La respiration est peu trou-
blée par la rachicocaïnisation. Sur ce point, les observations de POLUBOGATOV *(loc. cit.)* sont d'accord avec les
miennes : la respiration s'accélère d'abord légèrement en
devenant plus profonde, puis elle se ralentit et devient plus superficielle, tout en conservant sa régula-
rité. Les bronches ni le parenchyme ne sont le siège
d'aucune hypersécrétion, d'aucun état congestif, contrairement à ce qui se passe avec les anesthésiques
généraux ou du moins avec le chloroforme et l'éther.

----

(1) POLUBOGATOV. *Thèse*, Moscou, 1901, prétend, au contraire, que les
injections sous-arachnoïdiennes de cocaïne provoquent une *élévation* de la
pression sanguine qui commencerait déjà à se manifester au bout d'une ou
deux minutes, en même temps que la hauteur des ondulations systoliques
augmenterait, ce qui indiquerait un travail plus énergique du cœur ; le
pouls, plein et régulier, deviendrait un peu plus fréquent. Ces modifications
dépendraient au début d'un spasme vasculaire occasionné par la cocaïne,
ensuite de l'influence directe que cette dernière, passée dans le sang, exerce-
rait sur les centres bulbaires.

(2) GOLDAN *(loc. cit.)* a signalé dans quelques cas un ralentissement et
même une arythmie du pouls.

d. Appareil digestif. — En dehors de la sensation de soif et des vomissements, sur lesquels j'ai suffisamment insisté, il est un phénomène sur lequel je tiens à attirer l'attention car il peut être très gênant au cours de certaines interventions sur le périnée et les orifices voisins, vulve et anus : je veux parler de l'incontinence des matières fécales et des gaz que j'ai constatée dans environ 5 pour 100 des cas (LEGUEU et KENDIRDJY [*loc. cit.*] l'ont observé 7 fois sur 55 cas, soit un peu plus de 12 pour 100). L'issue des matières, à travers l'anus relâché et béant, se fait tantôt sous l'influence d'un effort violent, ou par suite d'une pression exercée sur le rectum (dans l'ablation d'une tumeur pelvienne, par exemple) ; tantôt l'émission a lieu spontanément et involontairement, bien que le malade en ait parfaitement conscience. Il suffit, pour se mettre à l'abri de cet incident, de mettre une petite compresse-tampon dans le rectum.

e. Appareil urinaire. — Contrairement au réservoir ano-rectal, l'appareil urétro-vésical n'est pas altéré dans ses fonctions : je n'ai jamais observé d'incontinence d'urine au cours de l'analgésie. Par contre, chez tous les malades que j'ai dû cathétériser dans un but thérapeutique, j'ai trouvé : le canal insensible, la portion membraneuse facile à traverser, la vessie, qu'elle fût saine ou malade, anesthésiée au contact comme à la distension.

Tels sont les troubles qu'on constate dans les différents appareils pendant l'analgésie ; il en est d'autres qui ne surviennent que vers sa fin ou même quand celle-ci a disparu, dans les heures ou les jours qui suivent. Nous allons les passer en revue dans le même ordre que précédemment, et nous envisagerons successivement : A) LES SYMPTÔMES SUBJECTIFS ; B) LES TROUBLES QUI SE MANIFESTENT DANS LES DIFFÉRENTS APPAREILS.

2. **Après l'analgésie.** — A. Phénomènes subjectifs. — Dans les premières heures qui suivent l'opération, les malades sont en général dans un état de *calme parfait* qui forme un contraste frappant avec l'état de malaise qu'ils présentaient au début ou au cours de l'analgésie. La sensation de soif ne persiste pas longtemps, le visage reprend rapidement sa coloration et son animation ; le malade éprouve un sentiment de bien-être qui se traduit sur sa physionomie et dans ses paroles et qui a toujours vivement impressionné ceux qui avaient assisté à l'opération.

a. Vomissements. — Le seul incident rare, exceptionnel même (4 pour 100 des cas)(1) que j'aie observé aussitôt après l'opération, est constitué par des vomissements qui peuvent se répéter 2 ou 3 fois dans les premières heures qui suivent ; pour ma part, je ne les ai jamais vus abondants ou persistants. Ils pourraient très exceptionnellement se montrer très tenaces : 24 heures, 4, 5 et même 6 jours (Chaput, Reclus)(2).

b. Céphalalgie. — Il n'en est pas de même de la céphalalgie qui apparaît vers la fin de l'après-midi ou dans la soirée, c'est-à-dire 4 à 6 heures après l'opération. La fréquence de ce symptôme, l'intensité qu'il acquiert parfois sont des arguments que les adversaires de la rachicocaïnisation ont employés pour battre en brèche la méthode : il importe donc que nous précisions ses caractères et sa valeur. Il est vrai qu'aujourd'hui cette étude n'a plus qu'une importance rétrospective, la céphalalgie ayant à peu près disparu

---

(1) Kendirdjy *(loc. cit.)* trouve cette proportion encore exagérée et, pour sa part, sur plus de 250 rachicocaïnisations qu'il lui a été donné de faire ou de voir, il n'a pas noté une seule fois cet incident.

(2) Chaput, Reclus. Discussion sur la rachicocaïnisation. *Soc. de chir. de Paris*, avril-mai 1901.

depuis l'emploi de la méthode des solutions isotoniques.

Une chose frappe tout d'abord dans les statistiques : c'est sa fréquence. J'estime qu'elle se produit dans environ la moitié des cas. Dans la statistique de Legueu et Kendirdjy *(loc. cit.)* elle figure 31 fois sur 55 cas, soit environ dans les deux tiers des cas. Et même dans une statistique personnelle de Kendirdjy *(loc cit.)* portant sur 3o rachicocaïnisations, la céphalalgie n'aurait fait défaut que 3 fois. Cette céphalée post-opératoire débute généralement 6 à 8 heures après la fin de l'analgésie. Elle atteint son maximum dans la soirée et disparaît d'ordinaire dans la nuit, en sorte que le matin, au réveil, les malades ne s'en plaignent plus. Je puis dire qu'il en est ainsi dans 90 pour 100 des cas ; souvent même la céphalée ne dure que 2 ou 3 heures à peine. Par contre, exceptionnellement, il est vrai, elle peut persister pendant plusieurs jours, 2, 3, 4, 6, 8, 11 et même 13 jours (Nelaton, Chaput, Reclus)(1) avec une intensité variable. Cette céphalée, qui occupe généralement la région frontale ou occipitale, affecte des caractères d'intensité fort différents suivant les cas : souvent elle est légère et les malades s'en plaignent à peine. Parfois elle est gravative, pulsative comme celle de la migraine, mais sans toutefois s'accompagner de vomissements comme cette dernière. Chez certains malades elle peut acquérir une acuité très grande, présentant parfois le caractère d'un véritable martellement (Legueu) et s'accompagnant de photophobie, d'obnubilation, de phosphènes. Le progrès réalisé de ce côté est considérable,

---

(1) Nelaton, Chaput, Reclus. Discussion sur la rachicocaïnisation. *Soc. de chir. de Paris*, avril-mai 1901.

car cet inconvénient réel et que j'ai signalé dès mes premières publications a presque disparu ; il est actuellement presque négligeable sauf dans 5 pour 100 des cas.

c. Rachialgie. — Certains malades se plaignent de rachialgie, de douleurs dans la nuque. Précoce, survenant quelques heures après l'anesthésie, en même temps que la céphalalgie et l'élévation de température, cette rachialgie, qui s'accompagne parfois de raideur de la nuque et du tronc, semble devoir être considérée comme un effet immédiat de la rachicocaïnisation. Plus tardive, survenant seulement dans les jours qui suivent l'opération, la rachialgie doit être vraisemblablement attribuée au décubitus dorsal prolongé ou même à des positions anormales (position inclinée, position de la taille), imposées aux patients pendant un temps plus ou moins long.

Céphalalgie, rachialgie, douleurs de la nuque sont parfois telles que, surtout lorsqu'elles s'associent à des vomissements, on a pu prononcer le mot de *méningisme* (Reclus) (1).

Ce mot de « méningisme » est encore celui dont se sert M. Walther (2) pour caractériser les phénomènes qui succédaient à une rachicocaïnisation — faite d'ailleurs par un autre chirurgien — chez une jeune femme de 21 ans pour permettre l'ablation de végétations vulvaires. L'injection avait été faite vers 11 heures et la malade *était rentrée à pied chez elle vers midi.* Après un quart d'heure de marche, elle fut prise de vertiges, puis de douleurs violentes partant de la nuque et s'irradiant dans toute la colonne vertébrale, avec des fourmillements dans les jambes et une céphalalgie intense occipito-frontale. Vers 6 heures du soir survinrent des

_____

(1) Reclus. La méthode de Bier. *Presse méd.*, 11 mai 1901, p. 157.
(2) Walther. *Soc. de chir. de Paris*, 29 mai 1901.

vomissements bilieux qui persistèrent, à raison de 4 à
5 par jour, pendant 4 jours, empêchant toute alimentation.
Il y avait en même temps une constipation opiniâtre et
une insomnie absolue dues certainement à la céphalalgie
et à la rachialgie très violente qui avait persisté. Lorsque
M. Walther vit la malade au bout de ces 4 jours, il la
trouva couchée sur le côté, en chien de fusil. Les vomissements et la céphalalgie avaient disparu, mais la
rachialgie persistait ; la pression sur les apophyses épineuses était douloureuse. La sensibilité des membres
inférieurs était intacte, mais les réflexes plantaire et
patellaire étaient complètement abolis. La raie vaso-
motrice était très nette : pas de signe de Kernig, mais
une tendance à la trépidation épileptoïde. La nuque
était raide et la raideur paraissait tenir à une contracture d'immobilisation, les mouvements de la tête étant
très douloureux. La marche était titubante et le corps
se transportait en masse. M. Walther nous a appris
depuis que ces accidents s'étaient atténués progressivement les jours suivants : l'injection ayant été faite
le 22 mai, le 31 mai les réflexes étaient trouvés
normaux, le 2 juin la malade pouvait exécuter quelques
mouvements de la tête, et le 7 juin enfin, 16 jours
après l'injection de cocaïne, elle quittait le service
complètement guérie.

Ces accidents de méningisme — dont nous étudierons
tout à l'heure la pathogénie — sont tout à fait exceptionnels, même avec l'ancienne méthode ; ils ont disparu complètement du tableau de la rachicocaïnisation
avec l'emploi de la méthode des injections isotoniques.
Ils sont d'ailleurs plus impressionnants que réellement
dangereux et nous les redouterons d'autant moins à
l'avenir que nous connaissons mieux aujourd'hui leur
véritable nature.

B. Phénomènes objectifs. — *a. Système nerveux*

central. — Le système nerveux central, dans l'immense majorité des cas, reste intact. Le fonctionnement cérébral est parfait, les idées sont nettes, il n'y a pas d'agitation, et, sauf l'insomnie qui est fréquente (elle est le plus souvent la conséquence de la céphalée), les malades ne semblent réellement pas avoir été ni rachicocaïnisés ni opérés. Chez quelques alcooliques cependant, j'ai vu un *délire* post-opératoire léger. DUMONT (de Berne)(1) a observé également ce délire à la suite de la rachicocaïnisation. DUDLEY (2) a signalé des crises de *manie* survenues 12 heures après la rachicocaïnisation et, dans d'autres cas, des convulsions plus ou moins accentuées.

Le bulbe serait souvent touché par la cocaïne si l'on admet, avec certains auteurs, que l'anxiété, les nausées, les vomissements, les modifications dans le rythme et surtout dans l'amplitude respiratoire, l'accélération du pouls sont sous la dépendance d'une action directe ou indirecte (par l'intermédiaire de la circulation sanguine) de la cocaïne sur les centres bulbaires. Cette interprétation est admissible, mais elle n'est pas prouvée. Il n'en est pas de même de certains accidents syncopaux plus graves que j'étudierai dans un instant dans un chapitre spécial et qui, ceux-là, semblent manifestement le résultat d'une action directe et plus ou moins rapide et intense de l'alcaloïde sur le bulbe.

L'action de la cocaïne se fait aussi et indubitablement, dans certains cas, sentir sur la moelle. Il résulterait des recherches expérimentales de POLUBOGATOV

---

(1) DUMONT. Zur Cocaïnisierung des Rückenmarks. *Correspond.-Bl. f. Schweiz. Aerzte*, 1900, n° 19.

(2) DUDLEY. *The New-York medic. Journ.*, 3 novembre 1900 et *Boston medic. and surgic Jour.*, 3 janvier 1900.

(loc. cit.) que la cocaïne introduite dans l'espace sous-arachnoïdien pénétrerait toujours dans la moelle et même dans la substance grise — ce que démontrerait la disparition des convulsions causées par la strychnine — et cela d'autant plus que la quantité de liquide injecté serait plus considérable. Que cette pénétration de la cocaïne au sein de la moelle soit possible avec les fortes doses, je ne le nie point : certains troubles que je vais signaler sont là pour en témoigner ; mais mes expériences sur les animaux, expériences entreprises avec Hallion et que j'exposerai, montrent bien que cette pénétration est nulle ou du moins tout à fait superficielle et inappréciable lorsqu'on a recours aux faibles doses, à celles qu'on emploie généralement pour obtenir l'analgésie. En fait, on n'a signalé que quelques cas de *paraplégie* (Daudois)(1) ou de simple *parésie* (Legueu et Kendirdjy)(2). Le cas de Daudois appartient plutôt aux accidents tardifs de la rachicocaïnisation et nous le retrouverons sous cette rubrique. Quant à la malade de Legueu et Kendirdjy elle présenta de la parésie des membres inférieurs pendant 3 jours, puis celle-ci disparut sans laisser de suites.

b Du côté du *système nerveux périphérique* on n'a jamais rien signalé d'anormal.

c. Appareil circulatoire. — L'appareil circulatoire, dans nombre des cas, n'accuse pas la moindre perturbation : le pouls, régulier, récupère sa force, la pression artérielle regagnant son niveau. D'autres fois, au contraire, le pouls s'accélère, mais en devenant plein et fort ; il ne présente aucun des caractères que l'on peut constater pendant l'analgésie. Son accélération est toujours en

---

(1) Daudois. *Bull. de la Soc. belge de chirurgie*, 23 mars 1901.
(2) Legueu et Kendirdjy. *Loc. cit.*

rapport avec une élévation plus ou moins marquée de la température.

Cette *élévation de la température* est, avec la céphalalgie, le phénomène le plus important de la période post-opératoire. Je l'avais remarqué dès mes premières opérations et dès cette époque elle m'avait préoccupé. Elle est fréquente, indépendante de la nature de l'intervention : je l'ai observée aussi bien après le redressement d'une ankylose d'origine traumatique qu'après une opération sanglante laborieuse. Cette hyperthermie ne dépasse pas en général 38°-38°,5, mais elle peut atteindre 39°-40° et même au delà. L'hyperthermie n'est pas toujours en relation avec l'intensité des autres symptômes : on peut la rencontrer chez des malades qui n'ont ni vomissements ni céphalalgie ; cependant, en général, elle accompagne cette dernière. Elle peut être exceptionnellement précédée d'un frisson ; elle ne s'accompagne pas forcément d'une accélération proportionnelle du pouls. J'ai cherché à évaluer sa fréquence que j'évalue environ à 50 pour 100 des cas et surtout sa durée et son évolution.

Dans ce but, chez 50 opérés j'ai fait relever toutes les deux heures la température pendant les 24 premières heures. Le thermomètre commence à monter environ de 4 à 6 heures après l'analgésie ; il atteint son maximum de la 8ᵉ à la 10ᵉ heure et, après 12 à 14 heures, il descend à la normale. L'élévation thermique dure donc de 6 à 8 heures. Son cycle est défini et d'une constance remarquable : alors que les autres phénomènes post-anesthésiques peuvent persister pendant un temps plus ou moins long, je n'ai jamais vu l'hyperthermie dépasser les 20 heures qui suivent l'injection. KENDIRDJY *(loc. cit.)* a relevé ces mêmes constatations faites avec beaucoup de soin. Cette hyperthermie a diminué dans la proportion de 50 pour 100 depuis l'emploi des solutions isotoniques, elle est encore plus rare si on se sert de l'adrénalo-cocaïne comme nous l'avons indiqué au chapitre technique opératoire.

d. Appareil respiratoire. — En dehors d'un cas, que je critiquerai tout à l'heure, je n'ai jamais constaté de troubles de l'appareil respiratoire et en particulier de la circulation pulmonaire (congestion bronchique) dans les heures qui suivent l'anesthésie.

e. Appareil digestif. — Rien à signaler de ce côté en dehors des rares vomissements dont j'ai parlé. Le sphincter anal a repris sa tonicité et fonctionne normalement.

f. Appareil urinaire. — Cet appareil n'est pas davantage touché dans la très grande majorité des cas. Le rein fonctionne normalement (1), la vessie reprend également sa contractilité normale et la miction volontaire a lieu dans l'après-midi ou dans la soirée.

Legueu, Goldan, Fowler, Racoviceanu ont signalé *l'incontinence d'urine* à la suite de la rachicocaïnisation. Dans le cas de *Legueu (loc. cit.)* l'incontinence persista pendant 3 jours, dans celui de Racoviceanu *(loc. cit.)* la parésie vésicale dura plusieurs semaines. La *rétention d'urine* est moins rare surtout chez les femmes ; mais elle s'observe aussi bien après l'anesthésie générale qu'après l'analgésie médullaire, surtout dans l'intervention qui portent sur l'anus, le périnée, les organes génitaux, l'abdomen. Dans l'un et l'autre cas, elle semble d'ailleurs être plutôt sous la dépendance de l'état névropathique des sujets et elle disparaît sans laisser de traces.

C. Phénomènes tardifs. — J'entends sous ce nom des phénomènes qui peuvent survenir après des se-

---

(1) Voy. Tuffier. Recherches sur l'analgésie chirurgicale par voie rachidienne. *Arch. des sciences médicales*, n°ˢ 5-6, septembre-novembre 1900.

maines ou des mois, alors que les suites immédiates
de la rachicocaïnisation avaient été parfaites ou à peu
près, et qui semblent néanmoins être en relation directe
avec l'injection cocaïnique.

a. Je déclare de suite que, pour ma part, je n'ai jamais observé d'autres accidents qu'une *céphalée tardive*
(7 cas) survenant après 2 à 5 jours d'un calme parfait
qui n'avait été troublé par aucun des malaises signalés
plus haut. Les opérés accusaient, dans ces cas, une
migraine à maximum vespéral, plus gênante que douloureuse et que je n'ai vue vraiment très vive que dans
un cas où elle persista, avec atténuation progressive,
pendant 7 jours.

b. Legueu *(loc. cit.)* a rapporté un cas *d'aliénation
mentale* survenu consécutivement à une rachicocaïnisation. Une femme chez laquelle il avait ouvert par la
laparotomie une collection intrapéritonéale très sep-
tique présenta, 3 jours après l'opération, du délire
d'idée et d'action, en un mot des signes d'aliénation
mentale. La température post-opératoire oscillait entre
39° et 40°; elle ne tomba à la normale qu'au bout de
18 jours en même temps que la suppuration diminuait,
le délire cessait, la raison revenait. Finalement tout
rentra dans l'ordre. Il s'agit ici d'un délire septicé-
mique.

c. Daudois *(loc. cit.)* observa également, quelques
jours après une rachicocaïnisation, des phénomènes de
paralysie chez un homme atteint d'infection urinaire et
présentant tous les symptômes de l'infection purulente,
qui avait subi, sous l'analgésie médullaire, l'urétro-
tomie externe. Ce malade présentait un gonflement
douloureux des poignets et des genoux, des taches et
des plaques purpuriques sur les parties déclives du
tronc, sur les membres inférieurs et sur le ventre ; le
malade avait des selles diarrhéiques et sanguinolentes

et des ulcérations scorbutiques de la langue. Le soir de l'opération, le pouls avait été de 120 ; il y avait eu une céphalée très supportable, quelques vomissements bilieux, du délire, des secousses convulsives des membres, mais le tout avait disparu dès le lendemain. Ce n'est que le 10ᵉ jour après l'injection qu'éclatèrent des accidents cérébraux et médullaires, *paraplégie* et *paralysies* diverses qui durèrent un mois, sans s'accompagner à aucun moment d'ailleurs d'élévation de température.

J'aurais pu critiquer plus tard, au moment où j'étudierai la physiologie pathologique de la rachicocaïnisation, les deux observations que je viens de rapporter ; mais vraiment il importe de les éliminer de suite du cadre de cette étude, car il ne viendra à personne, même aux adversaires les plus irréductibles de la rachicocaïnisation, l'idée de considérer dans un cas l'aliénation mentale, dans l'autre les paralysies diverses comme pouvant avoir une relation de cause à effet avec l'injection de cocaïne. On ne s'expliquerait pas, en effet, comment la cocaïne, qui disparaît tellement vite du liquide céphalo-rachidien que l'analyse ne permet pas d'en trouver trace, même une heure après l'injection, et dont l'action sur les centres nerveux est pour ainsi dire immédiate, aurait pu manifester seulement son action au bout de 3 à 10 jours ! — Il semble hors de doute, au contraire, que, dans ces observations, il s'agit uniquement de troubles de nature infectieuse qui se sont produits tardivement, ainsi que cela est d'ailleurs si fréquent en pareil cas.

III. *Accidents graves et mort dans la rachicocaïnisation.* — Les différents troubles que je viens d'étudier ne sont pas bien inquiétants, et si les adversaires de la rachicocaïnisation n'avaient pas cherché d'autres armes à lui opposer, la méthode régnerait incontestablement

aujourd'hui à la place à laquelle elle a droit entre l'anesthésie générale et l'anesthésie locale. Mais on a reproché
à la rachicocaïnisation des accidents graves et même des
cas de morts qui ont jeté un discrédit considérable sur
la méthode et arrêté un instant sa marche. Le procès
de la rachicocaïnisation a été fait avec beaucoup de
talent et d'éloquence sinon avec beaucoup de rigueur
scientifique, devant l'Académie de médecine et la Société de chirurgie de Paris (1), et déjà à cette époque
j'ai dû présenter la défense d'une méthode qui me tient
au cœur (2). Je suis heureux de pouvoir aujourd'hui
reprendre de nouveau les arguments que j'exposai
alors, certain qu'ils seront — non pas acceptés sans
discussion — du moins commentés sans partialité.

Mais voyons d'abord les pièces du procès, c'est-à-
dire :

1° Les *accidents graves*; 2° les *morts*.

1° **Accidents graves.** — « ... Je laisserai de côté ces
« syncopes redoutables qui vieillissent le chirurgien,
« et où les flagellations, les tractions rythmées de la
« langue, la respiration artificielle finissent par arra-
« cher le patient à la mort : les recueils scientifiques en
« relatent un grand nombre... » a écrit M. Reclus (3),
parlant de la rachicocaïnisation. J'aurais voulu trouver
au moins l'indication bibliographique du *grand nombre*
d'accidents graves signalés par M. Reclus ; mais son
rapport est muet sur la *ou* les sources où il a puisé cette
affirmation. Ce n'est que dans son deuxième rapport

(1) Reclus. La méthode de Bier. *Bull. et mém. de l'Acad. de méd. de
Paris*, 19 mars 1901 *et Bull. et mém. de la soc. de chir. de Paris*, 8
mai 1901.

(2) Tuffier. Sur la rachicocaïnisation. *Bull. et mém. de la Soc. de
chir. de Paris*, 29 mai 1901, et *Presse méd.*, 8 juin 1901, n° 46.

(3) Reclus. La méthode de Bier. *Bull. et mém. de l'Acad. de méd. de
Paris*, 19 mars 1901, p. 349.

devant la Société de chirurgie que M. Reclus (1) nous
cite, en les résumant *quelques-uns* de ces cas graves
auxquels il a fait allusion devant l'Académie. Je vais les
rappeler ici en les complétant par ceux dont j'ai pu
avoir connaissance : si ce ne sont pas les seuls qui existent dans la littérature, j'avoue, pour ma part, ignorer
les autres, certain d'ailleurs qu'on n'hésitera pas à
produire à nouveau ceux que j'aurai omis. Il est bien
entendu qu'il ne peut s'agir ici que d'accidents graves
ayant menacé la vie des opérés.

Je ne reviendrai pas sur les cas de Reclus et de
Walther que j'ai cités plus haut et dans lesquels les
symptômes furent tels que ces auteurs n'hésitèrent pas
à les étiqueter « méningisme ».

ANDERSON (2) observe, après une injection sous-arachnoïdienne de cocaïne, une perte de connaissance qui
dure deux heures et dont on ne peut tirer le malade
que par des injections de strychnine et par des lave-
ments d'eau salée.

Dans l'observation de W. MACDONALD (3), une injection de 2 centigrammes de cocaïne en injection lombaire provoque la cyanose, une syncope avec disparition
presque complète du pouls et accélération de la respiration ; la crise ne cesse qu'au bout de 2 heures et le
patient met plusieurs jours à se rétablir.

Dans le cas de Sorel (4), 15 milligrammes amènent la
pâleur de la face, des sueurs froides, de la céphalée,
des étourdissements, accidents qui s'atténuent au bout

---

(1) RECLUS. La méthode de Bier. *Bull. de la Soc. de chir. de Paris*,
8 mai 1901, et *Presse méd.*, 11 mai 1901, n° 38, p. 218.

(2) ANDERSON. *Mississipi Valley Medic. Assoc.*, octobre 1900, in
Medic. Record, 1900, n° 3.

(3) MACDONALD. Surgical anesthesia by spinal subarachnoïd cocaïnization. *Albany medic. Annals*, Febr. 1901.

(4) SOREL, cité par Kendirdjy (*loc. cit.*).

d'une demi-heure, mais qui avaient été assez inquiétants, nous dit Sorel, pour qu'on ait craint un instant de
laisser le patient sur la table d'opération.

Goïlav (1) rapporte l'observation d'un artério-scléreux
de 65 ans chez qui une injection de un centigramme a
pour conséquence de la céphalée, des nausées, des
vomissements, des frissons, de la fièvre, une analgésie
qui dure 24 heures, un pouls fréquent (110) et filiforme,
de la congestion de la face, une obnubilation de l'intelligence, phénomènes qui durent 3 jours et ne cèdent
finalement qu'aux injections de caféine et d'éther.

Bastianelli (2) a observé 2 rachicocaïnisations suivies
de syncope et compliquées de céphalée pendant plus
d'une semaine.

Chez deux femmes (Obs. III et IV de son travail), chez
lesquelles la dose employée avait dépassé 4 centigrammes de cocaïne et un demi de morphine, Racoviceanu (3) a assisté aux accidents suivants : la première
femme, âgée de 23 ans, eut, 7 heures après l'injection,
une syncope cardiaque qui céda aux injections d'éther
et de caféine ; 9 heures après l'injection, nouvelle
syncope avec des phénomènes de contracture de la
nuque et trismus, qui nécessita l'emploi de la respiration artificielle pendant 20 minutes. Le soir, la température monta à 38° ; le lendemain, le malade se sentit
faible, mais son état général était bon et se maintint tel
jusqu'à la guérison. La seconde malade, âgée de 54 ans,
fut prise, 8 heures après l'intervention, d'un état de dépression prononcée, avec contracture des membres

---

(1) Goïlav. *Bull. de la société de chir. de Bucarest*, t. III, mars 1900,
n° 5).

(2) Bastianelli. *XVe Adununza della Societa italiana di Chirurgia*,
1900. La clinica chirurgica, 31 ott. 1901.

(3) Racoviceanu. Contribution à l'étude de l'anesthésie par la cocaïne injectée dans le canal rachidien. Paris, Jouve et Boyer édit., 1900.

inférieurs, trismus et syncope cardiaque, qui durèrent
10 minutes et cédèrent aux injections d'éther et de
caféine associées aux tractions rythmiques de la langue.
Cette femme accusa encore un état de faiblesse pendant
3 jours après l'opération.

Voici enfin le cas de NÉLATON (1). Il s'agissait d'un
homme de 67 ans, cachectique. Vers la 8e minute, le
malade fut pris d'un état de malaise général, accom-
pagné d'une pâleur cadavérique, de sueurs froides et
d'une accélération avec diminution de l'amplitude du
pouls. L'opération (évidement du tibia) dura 10 minutes;
au bout de ce temps, la pâleur, le malaise étaient les
mêmes, le pouls avait disparu, le malade se plaignait
sans cesse d'oppression, il avait une agitation extrême.
On fit des injections de caféine, des applications chaudes
sur les membres et au bout d'un quart d'heure les pulsations avaient repris leur amplitude, l'état de malaise
avait disparu, toute inquiétude était écartée. Sans complication consécutive, sauf une céphalalgie insignifiante,
cet homme guérit parfaitement.

Après ces accidents « graves », mais d'une gravité
inégale, voyons les cas de mort :

2. **Morts.** — Le *premier cas* m'appartient (2). Je l'ai
rapporté tout au long au dernier Congrès international;
je me contenterai donc — comme d'ailleurs pour les
autres — de le résumer ici. Il s'agit d'un homme de
52 ans qui avait été soigné auparavant pour une insuffisance mitrale. Je l'opérai à 11 heures du matin sans
aucun incident opératoire. A une heure de l'après-midi,
l'interne de la salle était appelé auprès de ce malade qui
asphyxiait; il le trouve cyanosé, sans respiration, ni pouls.

---

(1) NÉLATON. Sur la rachicocaïnisation. *Bull. de la soc. de chir.*, 8 mai
1902.

(2) TUFFIER. *XIIIe Congrès international de médecine*, 3 août 1900.

Il fait la respiration artificielle par la trachéotomie sans résultat : en quelques minutes le malade était mort. — L'autopsie, faite avec le plus grand soin par deux personnes des plus compétentes, MM. Duguet et Decloux, montre que le malade avait succombé à un *œdème aigu du poumon*. Les deux poumons étaient congestionnés, leurs capillaires dilatés mais non rompus : les bronches et les alvéoles pulmonaires étaient remplies d'un liquide spumeux, non sanguinolent. Le cœur était dilaté, la valvule mitrale épaissie, indurée, insuffisante. L'examen microscopique confirma l'œdème du poumon diagnostiqué à l'autopsie.

Le 2⁰ *cas* est celui de JULLIARD (1). Il s'agit d'un homme de 45 ans atteint d'une hernie inguinale avec hydrocèle. On lui injecte sous l'arachnoïde 1 centigramme et demi de cocaïne. En 10 minutes, l'analgésie est complète et l'on pratique l'opération. Un heure trois quarts après, le malade est pris de céphalée violente, avec angoisse et agitation, tremblement généralisé, ascension de la température (39°), accélération du pouls (116). A 5 heures du soir, il perd connaissance et présente à ce moment des convulsions généralisées et de la dilatation pupillaire. Il meurt dans le coma le lendemain matin à 9 heures. — A l'autopsie, on trouve un *anévrysme rompu de la sylvienne*.

Le 3⁰ *cas* appartient à DUMONT (de Berne) (2). Il s'agit d'un garçon de 17 ans atteint de tuberculoses osseuses multiples, qui entre à l'hôpital, et présente, dès son entrée, une température vespérale de 39° et 40°. Le 28 février 1900, Dumont lui fait une résection du genou

---

(1) JULLIARD. *Revue médicale de la Suisse romande,* 20 avril 1901. n⁰ 4.

(2) DUMONT. *Correspond. Blatt f. Schweiz-Aerzte.* 1ᵉʳ octobre 1900, n⁰ 19.

sous l'anesthésie générale ; mais, comme le malade avait
encore des foyers de tuberculose au pied droit et à la
main gauche, on se décida à de nouvelles interventions.
Dumont entreprit d'abord le curage du tarse qu'il
fit le 19 juin 1900 sous la rachicocaïnisation (1 centigramme et demi de cocaïne). A midi, la température
qui, le matin, n'était que de 37°, atteint 39° ; le soir, elle
est de 39°,3, le pouls bat à 110, on note une apathie et
une céphalée intenses ; la nuit est mauvaise, agitée par
le délire. Le lendemain, la température atteint 39°,5 le
matin et le soir. Le 22 juin, l'état du malade est moins
mauvais ; le 23, il est pris brusquement de cyanose avec
sueurs profuses et dyspnée ; sa température tombe à 35°.
Le 24, l'état est stationnaire ; le thermomètre se maintient à 35° et, le 25 juin, sixième jour après l'opération, le malade meurt. — A l'autopsie, la dure-mère ne
présente aucune altération, l'arachnoïde est transpa-
rente, et le liquide sous-arachnoïdien normal : la pie-
mère est très légèrement congestionnée et la moelle,
par contre, anémiée. On constate une tuberculose dif-
fuse des poumons et de l'intestin.

4e *cas*, appartenant à GOILAV (1) (de Bucarest). Il a trait
à un homme de 67 ans, atteint de gangrène de la jambe
par artérite oblitérante, chez lequel le chirurgien rou-
main pratiqua l'amputation sous la rachicocaïnisation.
On avait injecté 1 centimètre cube et demi d'une solution de cocaïne au centième, entre la 4e et la 5e vertèbres lombaires. L'analgésie apparut au bout d'un quart
d'heure et fut parfaite. Pendant l'opération, qui dura
40 minutes, le patient se plaignit de douleurs de tête
pour lesquelles on administra, d'ailleurs sans succès,

---

(1) GOILAV. *Bull. de la Soc. de chir. de Bucarest*, t. III, n° 5,
mai 1900.

5o centigrammes d'antipyrine. Deux heures après, éclate
un frisson intense, la température monte à 38°, le pouls,
petit, fréquent, est à 112. Dans les heures qui suivent,
la température monte à 39°, le pouls à 125°, le patient
est pris de délire. Injections de caféine, d'éther, d'un
litre de sérum artificiel. Puis on note de la lipothymie,
de la somnolence, et finalement le malade succombe
20 heures après l'opération, « après avoir fait tout ce
que j'ai pu pour éviter ce dénouement fatal », ajoute
Goïlav. — L'autopsie ne fut pas faite. L'auteur pense que
la mort est due à ce qu'il avait injecté plus d'un centigramme de cocaïne.

5e *cas*, de JONNESCO (1) (de Bucarest). Ce cas, auquel
on s'est contenté de faire seulement allusion dans les
différentes discussions qui eurent lieu jusqu'ici et sur
lequel nous ne possédions aucune donnée, je le trouve
indiqué et résumé — on ne peut plus brièvement, il est
vrai — dans la thèse de Dimitresco. Il s'agit d'un homme
opéré de hernie inguinale sous l'analgésie obtenue
par une injection sous-arachnoïdienne de 2 centigrammes de cocaïne et qui succomba quelques heures
après l'intervention. « L'autopsie révéla l'existence d'une
lésion rénale incompatible avec l'existence. »

6e *cas*. — PROUFF (2) (de Morlaix). Une femme de
62 ans s'était fait, à la plante du pied, avec un clou du
parquet, une petite plaie au niveau de la tête du 3e méta-
tarsien. Après cicatrisation, la région continua d'être
douloureuse, en sorte que la malade se persuada qu'il
était resté un corps étranger et, malgré une radiogra-
phie négative, elle exigea qu'on y allât voir. Elle vint

---

(1) JONNESCO in DIMITRESCO. Contributinni la Studial clinical cocainei ca
analgesic chirurgical prin Injectinni in Canalul rachidian. *Teza de Buca-
resci*, 18 déc. 1900, p. 68.

(2) PROUFF. *Bull. de la Soc. de chir. de Paris*, 1901, n° 25, p. 773.

donc à l'hôpital le 3 juin 1901, à 8 heures du matin. De l'avis de M. Prouff, une cocaïnisation locale aurait suffi, mais, comme la malade était en outre atteinte d'une ancienne arthrite coxo-fémorale bilatérale sur laquelle M. Prouff voulait se renseigner grâce à l'anesthésie, il se résolut à la rachicocaïnisation et injecta, au lieu d'élection, lentement et avec les précautions d'usage, le contenu d'une ampoule Carrion de 1 centimètre cube à 1 pour 100, après avoir laissé écouler du liquide céphalo-rachidien parfaitement clair. « Au bout de 15 minutes environ, dit M. Prouff, le pied étant aseptisé, je fis au niveau de la cicatrice laissée par la pointe, une petite incision cruciale et explorai à loisir la région, car la malade ne sentait rien. Il n'y avait pas de corps étranger.

« A ma grande surprise, car jusqu'alors les rachicocaïnisations me donnaient des malaises plus précoces, la petite opération étant terminée, Mme G... n'éprouvait ni chaleur, ni angoisse, ni vomissements, etc. En revanche, elle fut très heureuse de constater qu'elle marchait avec une facilité inaccoutumée, sans même avoir besoin de la canne. Et, en effet, les mouvements imprimés ou volontaires étaient devenus beaucoup plus étendus, du fait de l'analgésie. Rapidement, par le palper et l'auscultation, je constatai que l'articulation coxo-fémorale était très sèche, et engageai la malade à rentrer aussitôt chez elle, à 200 mètres à peine de la salle d'opération, à se coucher et à ne pas s'inquiéter si elle éprouvait quelques malaises.

« Jusqu'à 20 mètres de sa maison, tout alla très bien. Mme G... s'apprêtait à étonner ses voisins par la facilité de son allure ; mais, à ce moment, elle se sentit faible et dut se faire aider à monter ses deux étages. On la mit sur son lit et personne ne s'inquiéta. Vers 1 heure pourtant — 4 heures environ après l'injection —

ses cris étaient tellement forts, les douleurs lombaires si épouvantables, qu'un voisin vint me chercher. Je le rassurai, lui disant que c'était toujours ainsi. On revint à 2 heures puis à 3 heures. Je n'étais plus tout à fait tranquille. Enfin à 4 heures — 7 heures après l'injection — je constatai une pâleur un peu livide de la face, avec agitation et angoisse extrêmes. Le pouls était petit, rapide, facile à compter pourtant. Les cris étaient terribles. C'était des reins surtout qu'elle se plaignait. Je fis lever la malade et, soutenue assez fortement par un voisin et moi, elle put faire, sans menace de syncope, le tour de la table. Puis on la recoucha et, de nouveau, je rassurai tout le monde. A 4 heures du matin, le 4 juin — 19 heures après l'injection — elle était morte, criant épouvantablement presque jusqu'à la dernière heure. » — L'autopsie n'a pas été faite.

7ᵉ *cas.* — Bousquet (1) (de Clermont-Ferrand). « Le 13 janvier 1901, on amène à l'Hôtel-Dieu de Clermont-Ferrand, à 2 heures du soir, une femme de 68 ans qui porte depuis le 10 janvier, c'est-à-dire depuis 3 jours, une petite hernie crurale étranglée. La femme était très affaiblie, le pouls petit, nous n'avons pas un seul instant l'idée d'employer du chloroforme. Une injection de 2 centigrammes d'*eucaïne* est faite dans la région lombaire. Immédiatement après l'injection, la malade est très abattue et tombe dans un état presque syncopal. Le pouls n'est plus perceptible, la respiration très faible. On pratique la respiration artificielle, pendant qu'on fait à la malade deux injections d'éther et deux de caféine. Malgré cela, le pouls devient de plus en plus faible, les bruits du cœur ne sont plus perceptibles. La respiration artificielle est continuée et des frictions

____

(1) Bousquet. Communication lue à la *Soc. de chir. de Paris. Bull. et Mém.*, 1901, n° 26, p. 799.

énergiques ramènent peu à peu la circulation ; enfin,
après trois quarts d'heure de soins continus, la malade,
dont nous avons opéré la hernie, est placée dans son
lit, roulée dans une couverture et enveloppée de boules
d'eau chaude ; un quart d'heure après, elle est prise
d'une agitation telle qu'il faut lui mettre la camisole de
force ; cette agitation est suivie d'une loquacité extrême.
Vers minuit, tout ce cortège tombe subitement, la
malade tombe dans le coma et succombe à 2 heures
du matin. »

8e *cas.* — Legueu (1). Le 30 juillet 1901, on amenait
à l'Hôtel-Dieu un malade âgé de 54 ans, qui présentait
une rupture du tendon du triceps gauche. La veille, le
29 juillet, vers 2 heures de l'après-midi, le malade se
promenait dans la rue, lorsqu'il fut pris par un étour-
dissement, perdit connaissance et tomba par terre. On
le relève sans connaissance et on le transporte chez
lui. Au bout de quelques heures, il revient à lui, se
relève quoique souffrant de la jambe gauche et, muni
d'un bâton, descend dans sa cave. Là il est frappé à nouveau d'un accès apoplectiforme ; il tombe à la renverse,
et reste toute la nuit sans connaissance. On le retrouve
le matin, vers 6 heures, sur le dos et toujours comateux.
On le remonte, on le couche dans son lit, et il revient bientôt à lui. C'est alors qu'on l'envoie à l'hôpital, le 30 juillet.
M. Legueu le voit, le lendemain 31 juillet au matin ; il
est assis sur son lit, a toute sa connaissance et n'a conservé aucune paralysie. On constate, au niveau de la
cuisse gauche, tous les signes d'une rupture du tendon
du triceps à son attache rotulienne. M. Legueu l'opère
le 1er août, sous l'anesthésie lombaire. Une première

---

(1) Legueu. Deux cas de mort immédiate par rachicocaïnisation. *Bull.
de la Soc. de chir.*, 21 octobre 1901 et *Presse médicale*, 9 novembre 1901,
p. 266.

piqûre ne donne que du sang ; une seconde ramène, après aspiration, du liquide céphalo-rachidien limpide qui s'écoule péniblement, goutte à goutte. On injecte un peu moins de 2 centimètres de la solution au centième. L'opération est commencée dix à douze minutes après l'injection ; l'anesthésie est parfaite. Tout à coup, au moment où M. Legueu ouvrait l'articulation et évacuait les caillots qui la remplissaient, le malade se plaint d'étouffer ; il demande à s'asseoir, pousse quelques gémissements : on l'assied, ses yeux se convulsent, sa tête est agitée de mouvements convulsifs ; il retombe sur le lit, la face noire, il était mort. L'autopsie n'a pas pu être faite.

9° *cas.* — Legueu (1). Le 8 septembre 1901, on amenait à l'Hôtel-Dieu un malade de 61 ans, pour une hernie inguinale étranglée. L'étranglement datait de quarante-huit heures. L'état général était très défectueux : le malade avait vomi la veille, le facies était terreux, le nez pincé, les lèvres décolorées ; la face et les extrémités étaient froides et humides, la voix voilée, presque éteinte, la langue sèche ; le pouls était petit et fréquent, à 100 environ, et la température à 36°.8.

M. Fredet, chef de clinique, appelé, pratiqua une injection lombaire d'un centigramme et demi dans le troisième espace, et l'on procéda au lavage de la région opératoire. Le lavage fini, on s'aperçut que la respiration devenait difficile. Le malade vomissait, la face était pâle, le front couvert de sueur ; puis tout de suite, les mouvements respiratoires se ralentirent et, malgré deux injections d'éther et des inhalations d'oxygène, finirent par s'arrêter. La mort survint, avec une face d'une pâleur extrême, à la quinzième minute de l'injection.

---

(1) Legueu. *Loc. cit.*

L'autopsie ne montra aucune lésion essentielle : le cœur, vide de caillot, s'était arrêté en systole ; les reins présentaient deux kystes, mais sans lésions importantes de néphrites à l'examen histologique.

J'ai rapporté ces neuf observations de morts attribuées à la rachicocaïnisation avec tous les détails utiles que j'ai pu recueillir. — Mais ce ne sont pas les seuls désastres qu'on ait inscrits au passif de la méthode : j'en ai recueilli encore un certain nombre dans la littérature. Si je ne les ai pas rapportés ici, c'est ou parce que les indications qui y ont trait sont tellement vagues qu'il est impossible de les discuter, ou parce que la simple lecture de l'observation montre qu'il n'y a aucune relation, même grossière, entre la mort des malades et la rachicocaïnisation, ou parce que ces observations sont entachées d'incidents opératoires ou post-opératoires tels que l'interprétation des accidents et, en particulier, de la part qui revient à la cocaïne devient très difficile. Tels sont les cas de Kocher (1), Draghescu (2), Racoviceanu (3), Cavazzani (4), Lilienthal (5), Foote (6), Keen (7), Folet (8), Chaput (9).

Je laisse également de côté le cas de Henneberg que

---

(1) Kocher cité par Dumont. *Loc. cit.*

(2) Draghescu si Christian. Un cazletal cu injectiune de cocaina in canalul rachidien. *Rivista di Chirurgia Bucaresti*, 1900, p. 274.

(3) Racoviceanu. *Loc. cit.*, p. 35 et tabl. V.

(4) Cavazzani. Contributo all' analgesia cocaïnica col metodo del Bier. *Suppl. del Policlino*, 1900, n° 8.

(5) Lilienthal. Compte rendu de *The Havard Medic. Soc. of New-York*, 27 octobre 1900, in *Medic News*, 1er décembre 1900.

(6) Foote. *Ibid.*

(7) Keen, cité par Reclus. *Bull. de l'Acad. de méd.*, 19 mars 1901, p. 350.

(8) Folet. *Écho médic. du Nord*, 1901, p. 137.

(9) Chaput. In *Thèse*, Bordenave. Paris, 1901-1902.

M. Reclus a inscrit au passif de la rachicocaïnisation, car il concerne un homme atteint de méningite tuberculeuse qui succomba après une ponction de Quincke faite dans un but diagnostique ou thérapeutique, mais sans qu'une seule goutte de cocaïne ait été injectée : nous ne discutons pas ici les indications de la ponction, mais celles de la rachicocaïnisation !

Je critiquerai plus loin les observations que j'ai retenues : il me suffit ici de les avoir consignées à leur place, à la suite des troubles plus ou moins bénins et des accidents graves de la rachicocaïnisation.

CHAPITRE III

PHYSIOLOGIE PATHOLOGIQUE DE LA RACHICOCAÏNISATION

Comment expliquer les effets produits par les injections de solutions cocaïnées dans le sac arachnoïdien lombaire ? Comment se produit l'analgésie observée et quelle est l'origine des troubles divers : nausées, vomissements, céphalée, hyperthermie, etc..., qui l'accompagnent ou qui la suivent ? Enfin la rachicocaïnisation est-elle responsable des accidents graves et même des morts qu'on a signalés à la suite de son emploi et, dans ce cas, quelle est la genèse de ces accidents et de ces morts ? Telles sont les différentes et importantes questions qu'il nous faut élucider maintenant.

I. *Analgésie.* — Le mécanisme de l'analgésie consécutive à la rachicocaïnisation a été définitivement établi par les recherches expérimentales que j'ai entreprises en 1900 avec Hallion et que j'ai exposées dans deux communications à la *Société de biologie* (1). En effet, non seulement les résultats auxquels nous sommes arrivés n'ont été depuis contredits par personne, mais ils ont, au contraire, trouvé une confirmation dans les conclusions formulées par Pitres et Abadie *(loc. cit.)* à la suite de recherches analogues.

---

(1) Tuffier et Hallion. Expériences sur l'injection sous-arachnoïdienne de cocaïne. *Soc. de biol.*, 3 novembre 1900 et Mécanisme de l'anesthésie par injection sous-arachnoïdienne de cocaïne. *Soc. de biol.*, 8 décembre 1900.

Je rappelle ci-dessous, en les résumant, les différents arguments et expériences sur lesquels nous nous
sommes appuyés, Hallion et moi, pour déclarer que
l'*analgésie consécutive aux injections sous-arachnoïdiennes
de solution de chlorhydrate de cocaïne était due à une
action, sinon exclusive, du moins très prépondérante de l'alcaloïde sur les racines rachidiennes.*

A. ARGUMENTS THÉORIQUES. — Il est établi que la
cocaïne porte son action sur tous les éléments vivants
avec lesquels elle prend contact ; injectée dans le liquide
céphalo-rachidien, elle pénétrera par diffusion dans tous
les organes que baigne ce liquide et exercera sur chacun d'eux son action spécifique. Elle pénétrera d'autant
mieux qu'elle paralysera d'abord les éléments superficiels, les cellules de revêtement, dont la fonction vi-
tale propre est d'opposer un obstacle au phénomène
physique de diffusion. Cela étant, considérons ce qui
devra se produire, d'une part dans les racines nerveuses, d'autre part dans la moelle.

a) Les racines nerveuses sont entièrement assimi-
lables aux nerfs périphériques ; elles se comportent
nécessairement comme ces derniers. Mais la manière
dont se comportent les nerfs périphériques au contact
de la cocaïne est connue et incontestée : 1° l'action produite est d'autant plus rapide, plus intense et plus
complète que la solution employée est plus concentrée ;
2° elle est d'autant plus rapide que le nerf dont il s'agit
est plus grêle ; à moins bien entendu que l'on n'injecte
la cocaïne dans la gaine même d'un gros nerf, auquel
cas chaque faisceau nerveux, directement baigné par
l'alcaloïde, se comporte comme un nerf grêle (François-
Franck) ; 3° si l'on applique la cocaïne sur un nerf mixte,
la réaction à la douleur disparaît d'abord, tandis que
la motilité persiste davantage (Feinberg).

Or : 1° la solution de cocaïne à 1 ou 2 pour 100, injectée dans le liquide céphalo-rachidien et aussitôt diluée par ce dernier, agit comme solution faible ; 2° les fascicules des racines rachidiennes sont d'une ténuité extrême, et par conséquent elles subiront très rapidement les effets connus ; 3° par le fait même qu'il s'agit d'une solution faible on s'explique que la sensibilité à la douleur disparaisse sans que la motilité soit notablement affectée ; on s'explique, autrement dit, que les racines postérieures soient fortement paralysées et les antérieures relativement peu. Sur le trajet des racines postérieures, s'interposent les ganglions rachidiens, dont les éléments cellulaires, plus délicats que les fibres conductrices, sont probablement aussi plus sensibles à l'action de l'alcaloïde. Mais nous pouvons nous passer de cette dernière considération, et formuler, sans recourir à aucune hypothèse, une première conclusion que voici : *L'action exercée par la cocaïne sur les racines rachidiennes seules suffit à expliquer entièrement tous les phénomènes que nous avons observés, au cours de nos recherches cliniques et expérimentales,* dans les territoires périphériques directement subordonnés aux éléments nerveux intrarachidiens immédiatement imprégnés.

Voyons maintenant de quelle manière doivent se comporter, d'après les faits connus, *les éléments de la moelle* lombaire. Ceux-ci à coup sûr ne restent pas indifférents : à travers la pie-mère, la cocaïne va diffuser peu à peu, de la périphérie au centre ; elle agira d'abord sur les fibres nerveuses les plus superficielles, puis sur les fibres sous-jacentes, comme elle le faisait tout à l'heure sur les racines. Mais, en toute logique, on admettra bien qu'avant d'avoir atteint les couches profondes, elle a déjà entièrement achevé de pénétrer les racines, qui sont excessivement grêles et baignées sur toute leur surface par la solution paralysante.

Quand celle-ci aura pénétré dans la moelle à une profondeur suffisante pour donner lieu, de ce fait, à de notables perturbations sensitives, la section physiologique des racines sera déjà un fait accompli, et ces perturbations, si elles existent, ne pourront pas se manifester ; elles n'auront aucun effet additionnel appréciable sur l'anesthésie périphérique.

Nous venons d'envisager les effets sensitifs de l'imprégnation de la moelle par la cocaïne ; considérons maintenant les effets moteurs. Du moment que nous observons, dans les conditions où nous opérons, un affaiblissement de la motilité nul ou peu marqué, nous devons conclure que la moelle, aussi bien que les racines, est respectée par la paralysie cocaïnique. L'expérimentation a démontré depuis longtemps que la cocaïne, à faible dose, détermine, quand elle atteint les cellules des centres nerveux, une excitation fonctionnelle de ces éléments, se traduisant par les violentes réactions motrices auxquelles nous avons fait tout à l'heure allusion. Nous n'avons pas observé de phénomènes de cet ordre, et nous pouvons, semble-t-il, en induire que les cellules de la corne antérieure de la moelle sont probablement bien peu touchées, si elles le sont. Cette conclusion ne serait pas toutefois indiscutable. Aussi bien, ce qui nous importe ici, c'est l'interprétation de l'anesthésie.

B. Expériences personnelles. — Voici maintenant nos expériences personnelles.

Soit un chien faiblement curarisé, c'est-à-dire *conservant encore des réactions motrices* générales sous l'influence des excitations douloureuses. Chez cet animal, pratiquons une injection faible de cocaïne, non pas dans la région lombaire, mais dans la région cervicodorsale, au niveau de l'émergence du plexus brachial. Si la cocaïne paralyse les éléments de la moelle, nous obtien-

drons une section physiologique de cet organe, et, en
particulier, la suppression de la conduction sensitive au
niveau indiqué. Avant l'injection de cocaïne, nous avons
excité électriquement le nerf crural ou le nerf sciatique ;
nous avons obtenu une réaction motrice réflexe généralisée, et en particulier des mouvements de la tête ;
il a fallu pour cela que l'excitation douloureuse se
transmît de bas en haut, sur toute la longueur de l'axe
spinal. Après l'injection, renouvelons la même excitation : nous observons encore des mouvements réac-
tionnels dans les muscles de la tête, ce qui prouve
que la douleur du crural se propage encore à travers
le segment cervico-dorsal de la moelle. Or, en excitant
le plexus brachial directement, nous n'obtenons plus,
au contraire, aucune réaction motrice à distance.
Quelle était donc la différence entre les deux excitations. Dans les deux cas, l'excitation parcourt la
moelle à travers la région cocaïnée, mais l'excitation
du crural a suivi les racines postérieures dans une
région non cocaïnée, tandis que l'excitation du plexus
brachial a suivi les racines postérieures dans une région
cocaïnée. La cocaïnisation locale du liquide céphalo-
rachidien a donc eu pour résultat d'*intercepter la conduction radiculaire sans couper la conduction médullaire.*

L'anesthésie que nous avons produite en ce cas, non
seulement était radiculaire, mais encore était *exclusivement* radiculaire. Or, à la région près, les conditions
étaient les mêmes qu'avec les injections lombaires, et
nous pouvons, en définitive, conclure ainsi : les injections sous-arachnoïdiennes de cocaïne dans la région
lombaire, pratiquées à dose assez faible, comme c'est
le cas chez l'homme, *doivent tous leurs effets anesthésiques à leur action sur les racines rachidiennes, et leur action sur la moelle elle-même est négligeable* à ce point de
vue.

Ces constatations, ai-je dit tout à l'heure, ont été confirmées par les recherches de MM. PITRES et ABADIE (de Bordeaux) (1). Les diverses particularités signalées par ces auteurs dans le mode d'apparition, de propagation, de disparition de l'analgésie consécutive à la rachi-cocaïnisation ne pourraient s'expliquer, déclarent-ils, si la cocaïne agissait surtout ou exclusivement en imbibant de bas en haut les segments inférieurs de la moelle; elles s'expliquent, au contraire, tout naturellement si l'on admet que ses effets sont principalement dus à l'imprégnation des racines postérieures, irrégulièrement et inégalement atteintes par l'injection poussée à des niveaux et à des profondeurs variables d'un cas à l'autre tantôt au centre, tantôt à la périphérie du faisceau des radicelles lombo-sacrées dont le groupement forme la queue de cheval.

Mais le lieu de l'injection, la profondeur à laquelle elle est poussée ne sont pas les seuls facteurs des variations qu'on observe dans le mode de début et de propagation, dans l'étendue, et dans l'intensité de l'analgésie. D'autres facteurs entrent encore ici en jeu, dont le rôle n'est pas encore exactement déterminé, mais dont l'influence n'est mise en doute par aucun observateur. Tels sont: la dose de cocaïne injectée, le titre et la nature (solution aqueuse, solution isotonique) de la solution, la vitesse de l'injection, la position donnée au patient, enfin la susceptibilité plus ou moins grande des différents sujets à l'égard de la cocaïne. La valeur de ces influences, ai-je dit, n'a pas encore été précisée d'une façon satisfaisante; cependant nous possédons déjà à cet égard des données expérimentales et cli-

---

(1) PITRES et ABADIE. *Loc. cit.*

niques fort importantes (1 à 5), qui peuvent se résumer de la façon suivante :

a. En ce qui concerne la *dose* injectée. — L'étendue, l'intensité et la durée de l'analgésie ne sont pas exactement ni constamment proportionnelles à la dose injectée, car on a observé des analgésies rapides, très étendues, très durables et profondes avec des doses faibles (1 centigramme et 1 centigramme et demi); néanmoins on peut dire qu'en général plus la dose est élevée — à condition de rester dans les limites de tolérance de l'organisme pour l'alcaloïde — plus l'analgésie est rapide, étendue et durable, l'intensité de l'analgésie étant d'ailleurs toujours commandée par la distance à laquelle sont situées les régions anesthésiées au-dessus du plan diaphragmatique du corps. C'est ainsi que Chaput écrit que, avec la dose de 4 centigrammes, l'anesthésie des membres supérieurs est très *satisfaisante,* alors qu'avec la même dose — qu'il est difficile de dépasser sous peine d'accidents d'intoxication — l'anesthésie de la face et celle du crâne ne sont pas suffisamment satisfaisantes pour permettre d'opérer couramment sur ces régions. »

b. Le *titre* et la *nature* (solutions aqueuses, solutions

---

(1) Voy. Golebsky. De la cocaïnisation de la moelle *Gazette de Botkine* [en russe], 1900, n° 18.

(2) Polubogatov. Contribution à l'étude de la rachicocaïnisation dans les opérations chirurgicales. *Thèse,* Moscou, 1901.

(3) Pitres et Abadie. Note sur la distribution topographique et l'origine radiculaire de l'analgésie provoquée chez l'homme par les injections sous-arachnoïdiennes de cocaïne. *Société de biologie,* 27 août 1901.

(4) Chaput. L'anesthésie générale ou très étendue obtenue par la rachicocaïnisation. *Presse médicale,* 9 nov. 1901, p. 265.

(5) Pi y Suner y Ant. Raventos. Peligros immediatos de la injeccion analgesiante intrarraquidea. *Revista ibero-americana de Ciencias medicas.* Madrid, déc. 1901, p. 419.

isotoniques) des solutions a une grande importance. —
Plus, pour une dose donnée, la solution de cocaïne est
faible, plus on a, en général, une *analgésie étendue,* mais
cette analgésie est en général moins profonde. Ceci
résulte indiscutablement non seulement de nos expériences personnelles mais encore de celle de tous les
autres expérimentateurs ; les solutions étendues de cocaïne ont beaucoup plus de tendance à diffuser dans le
liquide céphalo-rachidien que les solutions concentrées.
C'est cette même raison — diffusibilité plus grande —
qui fait que les solutions isotoniques, donnent, à doses
égales, une analgésie notablement moins étendue que
les solutions aqueuses simples.

c. L'étendue de l'analgésie et quelquefois sa rapidité
sont très nettement influencées par la *rapidité avec laquelle on pousse l'injection,* et aussi par la *position qu'on
donne au patient* (position assise, décubitus latéral,
position déclive): ce fait qui ressort de nombre d'expériences et d'observations a été mis à profit et avec succès
par M. Chaput dans ses tentatives d'anesthésies étendues
par la rachicocaïnisation.

d. Enfin il existe manifestement une *susceptibilité
spéciale physiologique ou pathologique de certains sujets à
l'égard de la cocaïne* : d'une part la même quantité d'une
même solution de cocaïne poussée au même point, avec
la même vitesse et dans la même position produit chez
tel sujet une analgésie plus étendue, plus accentuée et
plus durable que chez tel autre ; d'autre part une dose
forte de cocaïne poussée avec rapidité dans le décubitus
latéral peut avoir chez tel sujet des effets beaucoup
moins accentués qu'une dose faible injectée lentement,
dans la position assise chez tel autre patient. Il y a là
manifestement — toute faute de technique étant écartée
— des dispositions individuelles qui font que certains
sujets paraissent plus ou moins sensibles à l'action de

la cocaïne. Ces faits ont d'ailleurs été également notés dans les cocaïnisations locales.

II. *Effets secondaires consécutifs à la rachicocaïnisation.* — Si les considérations qui précèdent et qui s'appliquent uniquement à l'*action anesthésiante* des injections sous-arachnoïdiennes de cocaïne montrent que l'analgésie ne relève pas, au moins dans une mesure appréciable, de l'imprégnation de la moelle elle-même par l'alcaloïde, il ne s'ensuit pas cependant que les éléments médullaires ne puissent être touchés. Pareille opinion serait illogique a priori, et, tout porte à croire, au contraire, que certains effets observés au cours de la cocaïnisation (augmentation de l'excitabilité musculaire [ALLARD], augmentation de la contractilité utérine [Doléris]) sont liés à la diffusion jusqu'aux cellules de l'axe cérébro-spinal, de la cocaïne à dose très minime. Ce sont d'ailleurs là les seules réactions qu'on ait notées du côté des centres médullaires, la profondeur même à laquelle est situé l'axe gris protégé par une épaisse gaine de fibres conductrices explique suffisamment qu'il soit peu touché par l'alcaloïde en circulation dans le liquide céphalo-rachidien.

Il n'en est pas de même des centres bulbaires qui sont superficiels, étant situés en majeure partie — centres respiratoires entre autres — sur le plancher du quatrième ventricule dans son quart postérieur et baignant sous le mince épendyme dans le liquide céphalo-rachidien. On conçoit facilement que ces centres soient promptement atteints par la diffusion, d'autant plus promptement et profondément qu'on aura injecté une dose plus forte, à une vitesse plus grande et dans une position favorisant la diffusion de la solution cocaïnée.

Cependant M. CHAPUT *(loc. cit.)* écrit : « Lorsque « l'anesthésie est élevée (je rappelle que pour l'obtenir, « l'auteur emploie en général des doses de 3 à 4 centi-

« grammes poussées rapidement) elle ne s'accompagne
« pas de phénomènes plus graves que lorsqu'elle est
« basse ». Quoi qu'il en soit, c'est à cette diffusion de
la cocaïne vers le bulbe et peut-être aussi parfois vers
le cortex cérébral qu'il faut très probablement attribuer
les troubles divers, plus ou moins accentués, qui peuvent
accompagner l'analgésie cocaïnique (1): malaise général
avec sueurs froides, pâleur de la face, tremblements,
agitation, quelquefois loquacité, nausées, vomissements,
ralentissement de la respiration, pouls plus précipité,
de la défécation involontaire, de l'incontinence d'urine ;
quelquefois refroidissement des extrémités, cyanose)
ces phénomènes éclatent avec une soudaineté et une
intensité effrayantes. — Tous ces phénomènes d'intensité variable sont le résultat d'une action directe de la
cocaïne sur le cortex cérébral et surtout sur les centres
bulbaires ; ils sont, en effet, en tous points analogues à
ceux qu'on observe après l'application directe de solutions cocaïnées au contact de ces centres nerveux. C'est
aussi, dit Sicard (*Thèse*, p. 87), que l'inoculation sous-
arachnoïdienne *crânienne* de 5 milligrammes à 1 centigramme de chlorhydrate de cocaïne par kilogramme
d'animal amène très rapidement, chez le chien, des secousses convulsives généralisées de grandes crises
épileptiformes avec écume aux lèvres, incontinence des
sphincters, hallucinations terrifiantes. La cocaïnisation
bulbaire arrête la respiration et précipite les battements
du cœur en paralysant les centres cardio-pulmonaires.
Pour produire ce même résultat par la voie sanguine, il
faudrait injecter dans la circulation (par voie hypoder-
mique ou intraveineuse) des doses notablement plus
fortes que celles qu'on introduit habituellement par in-

---

(1) Voyez les expériences de décoloration de GOLEBSKY (*loc. cit.*), con-
cernant la diffusion des solutions cocaïnées dans le liquide céphalo-rachidien.

jection sous-arachnoïdienne ; la preuve en est dans la rareté des symptômes généraux observés à la suite d'injections hypodermiques de doses de cocaïne atteignant parfois 10 centigrammes et plus. Il ne saurait donc être question pour les troubles que nous étudions ici d'une absorption de la cocaïne par l'appareil circulatoire : c'est bien d'une action directe de l'alcaloïde sur les centres bulbaires et quelquefois sur le cortex cérébral qu'il s'agit. Que cette action soit dans l'immense majorité des cas légère et fugace, le fait est certain et heureux, mais que dans certains cas elle puisse être assez intense pour entraîner des accidents graves et même la mort, la chose est malheureusement aussi incontestable.

Je serai bref sur les autres troubles qui peuvent accompagner l'analgésie cocaïnique : les quelques rares et légers troubles *de la motilité* qu'on a signalés s'expliquent par la légère atteinte que la cocaïne porte parfois à l'intégrité de fonctionnement des racines antérieures et peut-être des cornes antérieures de la moelle. — L'incontinence des matières fécales s'explique, à mon avis, autrement. Elle serait la conséquence de l'insensibilité directe du rectum : le réflexe qui, normalement, maintient en tonicité le sphincter, part de la muqueuse rectale ; celle-ci étant anesthésiée, l'anus perd sa contraction tonique et permet plus facilement, sous l'action d'un simple effort, l'évacuation du contenu intestinal. L'incontinence d'urine aurait la même genèse.

Reste maintenant à expliquer l'origine des phénomènes, parfois très intenses, très tenaces et très pénibles — vomissements, hyperthermie, mais surtout céphalalgies — qui succèdent à l'analgésie cocaïnique, les phénomènes inexpliqués jusqu'alors ou dont on n'avait donné que des explications peu satisfaisantes, car il était illogique de les attribuer à la cocaïne dont, moins d'une heure après l'injection, on ne trouvait plus trace dans le liquide céphalo-rachidien (Girard Carrier), — ces phénomènes, dis-je, sont bien connus dans leur essence depuis les recherches de Guinard, Ravaut, Aubour. Je crois utile de m'étendre un peu sur la genèse et les résultats de ces recherches, car ils ont eu pour conséquence de nous doter d'une technique nouvelle grâce à laquelle nous avons vu disparaître de la rachico-caïnisation des troubles et des accidents post-opératoires d'une intensité parfois si grande, qu'on a pu prononcer le mot de méningisme, sinon de méningite (Reclus, Walther) et que nombre de chirurgiens, par crainte de les provoquer chez leurs malades, avaient préféré renoncer à l'emploi de la méthode.

La première communication de M. Guinard fut faite devant la *Soc. de Chirurgie de Paris* (séance du 3 juillet 1901). Trois mois après, il reprenait la question devant le Congrès de chirurgie (octobre 1901), exposant en détail sa technique que depuis il a d'ailleurs légèrement modifiée.

« Pratiquant, dit-il, la rachicocaïnisation suivant la méthode de Tuffier, je ne tardai pas à constater chez mes opérés ces accidents de céphalée intense, d'hyper-thermie, etc., que j'observais en moyenne une fois sur trois. Rien n'arrivait à faire disparaître ou même à dimi-nuer ces accidents quand, un peu en désespoir de cause, sur un malade qui présentait une céphalée telle qu'on eut toutes les peines du monde à l'empêcher de de se jeter par la fenêtre, nous fîmes, 5 heures après l'intervention, une seconde ponction lombaire. A notre étonnement, le liquide sortit en jet ; il était trouble ; enfin et surtout son issue progressive amenait la dis-parition graduelle de la céphalée, si bien qu'on ne retira l'aiguille qu'à la cessation complète de la céphalée.

Elle ne reparut plus. J'obtins un pareil résultat sur tous les malades qui présentaient des accidents. Et la céphalée et l'hyperthermie cessaient après un écoulement relativement considérable de liquide céphalo-rachidien (10, 15, 20 centimètres cubes, suivant les besoins). Je crus pouvoir conclure que l'augmentation de la pression produite dans le sac arachnoïdo-pie-mérien par l'introduction de la solution de cocaïne diluée, était pour quelque chose dans la production de ces accidents. J'essayai donc de modifier le moins possible la tension du liquide céphalo-rachidien, en évacuant, avant d'injecter la solution cocaïnique, une quantité de liquide égale à celle de la solution que j'allais employer. Je laissais, par exemple, couler par l'aiguille 40 gouttes de liquide céphalo-rachidien avant de faire une injection de 40 gouttes de solution de cocaïne. Cette petite modification, logique en somme, nous donna de bons résultats : la céphalée, l'hyperthermie existaient encore, mais beaucoup moins intenses. Toutefois, le liquide, évacué par la ponction curative des accidents, était en hypertension et, de plus, il était louche. »

Le liquide, retiré après rachicocaïnisation, fut systématiquement examiné par Ravaut et Aubourg et les résultats communiqués à la *Société de Biologie* (15 juin 1901). Le fait capital constaté était une véritable *pluie diapédétique* de polynucléaires et de lymphocytes venues des vaisseaux de la pie-mère, et d'autant plus abondante que les phénomènes post-cocaïniques étaient eux-mêmes plus intenses : le liquide céphalo-rachidien était parfois tellement troublé qu'il laissait déposer un culot de pus sanguinolent, parfois même un coagulum fibrineux comme dans un liquide pleurétique. Qu'il y eût d'ailleurs ou non des accidents post-anesthésiques, la réaction était constante ; seulement dans ce dernier cas, le liquide était clair, sous faible tension et contenait des polynucléaires en petit nombre ; au contraire, dans le premier cas, le liquide était trouble en hypertension et contenait des polynucléaires en abondance.

L'interprétation de ces faits constants était dès lors facile et M. Guinard pouvait déclarer à la *Société de Chirurgie* que « toute injection de solution cocaïnique dans le liquide céphalo-rachidien provoque un mouvement de défense plus ou moins intense du côté de la pie-mère qui protège les centres nerveux et ce mouvement se traduit par une pluie de polynucléaires et de lymphocytes — et même par une exsudation fibrineuse quand la réaction est plus intense ». Restait à déterminer la cause de cette réaction vaso-motrice de la pie-mère — véritable méningite aseptique. La ponction lombaire aseptique ne pouvait être incriminée, car de nombreux examens pratiqués après une ponction évacuatrice simple n'avaient, à aucun moment, montré de réaction cellulaire. Il fallait, en dernière analyse, attribuer les faits constatés à l'introduction d'une substance étrangère dans le liquide céphalo-rachidien, et c'est ici que l'on fit intervenir l'isotonie des liquides en contact. Le point cryoscopique de l'eau distillée étant $\Delta = 0$, celui du liquide, celui de la solution de cocaïne à 1 pour 100 $\Delta = -0,15$ et celui du liquide céphalorachidien $\Delta = -0,58$, non seulement la solution cocaïnée, mais aussi l'eau pure devaient donc, mises en contact avec le liquide céphalo-rachidien, faire réagir la pie-mère. On sait en effet que si, à l'état normal, on joint à un liquide de l'organisme un liquide étranger dont le point cryoscopique est différent, les réactions organiques tendent à détruire l'inégalité qui résulte de cette opération pour rétablir le point cryoscopique normal ; ces faits sont admis et l'on a pu les vérifier en faisant ingérer ou en injectant sous la peau dans un but thérapeutique des solutions de chlorure de sodium. Ils doivent *a priori* être les mêmes en ce qui concerne le liquide céphalo-rachidien ; en effet, l'injection d'eau ou d'une solution aqueuse abaisse le point cryoscopique, et l'organisme tendant à réparer le plus possible cette inégalité, devra ramener le liquide céphalo-rachidien au point primitif ; pour cela l'organisme devra produire une nouvelle quantité de ce liquide dont le but sera précisément d'atténuer la différence ; c'est de cette façon que l'on doit pouvoir avec la plus grande vraisemblance expliquer l'hypertension du liquide céphalo-rachidien après l'injection d'une solution aqueuse de cocaïne.

La preuve de cette assertion théorique ne devait pas tarder à se faire : se trouvant en présence de deux malades souffrant horriblement de cancers inopérables, M. Guinard s'est cru autorisé à leur faire à tous les deux une ponction lombaire suivie de l'injection de *deux centimètres cubes d'eau pure stérilisée*. C'était, si on peut le dire, une rachicocaïnisation sans cocaïne. L'anesthésie fut nulle, mais quelques heures après, apparaissaient une céphalée formidable, une hyperthermie croissante qui monta de 39° (quatre heures après l'injection) jusqu'à 41°,7 (le lendemain matin). Une ponction évacuatrice pratiquée 24 heures après l'injection, en faisant disparaître la céphalée et la fièvre, montra un liquide trouble, fibrineux, contenant une quantité considérable de polynucléaires (Ravaut), et les ponctions successives, qui furent faites les jours suivants, montrèrent, une fois de plus, le processus de la méningite qui guérit. De ces deux tentatives, véritables expériences, M. Guinard conclut que l'eau était un très mauvais véhicule pour la cocaïne, puisque à elle seule elle était nocive. L'idée lui vint alors de prendre comme véhicule le liquide céphalo-rachidien de l'opéré lui-même. Faire une solution extemporanée, au moment de l'opération, avec le sel lui-même, était difficile ; la pesée eût été fort déli-

cate et, en pareille matière, une erreur pouvait avoir
des suites funestes ; de plus, l'asepsie de la solution
n'aurait pu être garantie. On recourut alors à une solution concentrée au dixième : l'eau, il est vrai, n'était pas
complètement éliminée, mais dans les quelques gouttes
de la solution-mère que l'on mélangeait au liquide
cérébro-spinal, elle se trouvait en si minime quantité
que l'hypertension qui en résultait était vraiment négligeable. D'ailleurs, le point cryoscopique de la solution
au $\frac{1}{10}$ se rapproche de celui du liquide arachnoïdien
puisqu'il est $\Delta = -0,51$ (Ravaut). Les conditions de
l'isotonie étaient ainsi satisfaites.

Telle est la genèse de la méthode nouvelle de rachicocaïnisation de la méthode *des injections isotoniques*. On
a vu plus haut les modifications que M. Guinard a
apportées depuis à sa technique, les simplifications
que je leur ai imposées moi-même la rendent acceptable
en pratique. Les résultats — au point de vue analgésique, c'est-à-dire opératoire — tels que je les ai constatés
sont les suivants : l'analgésie est plus lente à se produire, elle remonte moins haut, elle est moins profonde.
Je tiens compte de ces faits dans les indications qui
terminent ce travail. Il ne faut pas croire que tout
accident cocaïnique a disparu par l'emploi de ces solutions isotoniques, j'ai protesté au nom des faits contre
ce qu'avait dit M. Guinard. La vérité est que depuis
l'adoption de la nouvelle méthode, les troubles parfois
si pénibles de la période post-anesthésique ont été
atténués dans une proportion vraiment très considérable
qui rend ce mode d'analgésie bien plus inoffensif.
L'hyperthermie, les vomissements, la céphalée sont
beaucoup plus rares.

Ayant traité la question des troubles et des accidents plus ou moins graves qui accompagnent ou sui-

vent l'analgésie médullaire par injection intrarachidienne de cocaïne, il me reste, pour terminer, à discuter les *cas de mort* qu'on a signalés à la suite de la rachicocaïnisation. Je l'ai déjà fait devant la *Société de Chirurgie* à la suite du discours de M. Reclus ; je ne reprendrai donc que brièvement les objections que j'ai soulevées à cette époque.

Pour juger impartialement la nocivité de la méthode, il faut soumettre les cas de mort au même criterium que ceux que l'on impute au chloroforme. Je demande donc une opération raisonnablement décidée, une rachicocaïnisation faite suivant les règles que j'ai exposées et enfin une autopsie montrant que le malade n'a succombé à aucune maladie intercurrente. Je ne puis pas accepter au passif de ce mode d'analgésie les observations qui ont fait le plus de bruit et qui ont le plus contribué à la discréditer, je veux parler des observations de Legueu. Comment, voilà un malade sous le coup d'une attaque apoplectique, il a eu déjà deux ictus dont le dernier s'est terminé quelques heures avant son entrée à l'hôpital et a duré toute une nuit, et vous allez immédiatement lui suturer son tendon rotulien rompu ? J'avoue qu'il ne me serait jamais venu à la pensée d'analgésier par un procédé quelconque un malade dans de pareilles conditions. Il n'était justiciable que d'un seul traitement, le repos et la seule indication chirurgicale devait être l'expectation. Le second décès dû à une intervention de son chef de clinique, n'est pas plus acceptable. Un malade est admis pour une hernie étranglée, il est dans un état général tel que la surveillante du service croit qu'on n'osera pas l'opérer ; le nez est pincé, les extrémités sont froides et humides, la langue est sèche, la température à 36°,8, il meurt pendant l'intervention. Mais il faut être vraiment bien peu expérimenté en clinique pour ne pas avoir vu succomber ainsi des hernieux en pareilles circonstances.

Nous connaissons tous la fragilité de ces malades, nous savons tous que la majorité d'entre eux succombe dans les quelques heures qui suivent l'opération. Et je ne puis résister au désir de vous en communiquer un exemple. Le lendemain même du jour où M. Legueu faisait sa communication sensationnelle, un malade de 40 ans, très bien constitué, entrait dans mon service de Beaujon, à 11 heures du matin, porteur d'une hernie inguinale étranglée, datant de 36 heures. Je l'examinai, son facies était coloré, il répondait nettement aux questions posées, son abdomen n'était pas particulièrement ballonné, mais le pouls était filiforme et les extrémités froides. Je montrai à mes élèves la gravité de ce cas et j'ajoutai qu'il serait facile à un adversaire peu scrupuleux des injections *sous-cutanées de cocaïne* de compromettre la méthode en opérant le malade sous cette analgésie. Je priai mon élève, le prosecteur Dujarier, d'opérer séance tenante ce malade sans aucune anesthésique et en le faisant bénéficier d'une injection de sérum. La kélotomie fut menée rapidement et le malade succombait en pleine opération. Voilà un beau cas de mort à l'actif de l'analgésie! il est en tous points superposable à celui de M. Legueu.

Les cas suivis d'autopsie, sont peu nombreux. Dans l'observation qui m'est personnelle, la mort est-elle due à l'anesthésique, rien ne le prouve puisque la lésion constatée est un œdème aigu du poumon. Le fait de Julliard, a trait à une hémorragie cérébrale de la sylvienne, et celui de Dumont à une tuberculose généralisée dont le décès n'eut lieu que 6 jours après l'opération. Parmi les faits qui n'ont pas eu le criterium de l'autopsie, il en est deux qui, par les accidents observés, méritent d'être retenus, ce sont les observations de Bosquet et de Prouff. Le premier opéra une malade de 68 ans, pour une hernie crurale étranglée depuis 48 heures et lui injecta de *l'eucaïne,* elle succomba dans le collapsus ; le second n'injecta que 1 centigramme d'une solution à 1 pour 100 de cocaïne, sa malade fut renvoyée chez elle à pied et les accidents d'excitation furent traités par la marche, mort en quelques heures : dépression et coma dans un cas, excitation intense dans l'autre ; accidents inverses causant également la mort, le fait est au moins bizarre !

Je ne veux pas prolonger cette discussion, je sais que la dissection attentive et patiente d'une observation permet autant de conclusions que celle des terminaisons et des feuillets d'une aponévrose, je suis convaincu que la cocaïne, comme tous les poisons, peut causer la mort, mais je crois que ses adversaires ont un peu trop chargé la méthode naissante et je désire que les observations dont le titre est au moins suggestif, ne ressemblent pas dans leur texte à ces volumes dont la manchette est sensationnelle et le contenu prafaitement nul ou insuffisant.

CHAPITRE IV

INDICATIONS ET CONTRE-INDICATIONS

L'injection de cocaïne sous l'arachnoïde lombaire doit-
elle rester dans le cadre de la thérapeutique chirurgicale et à quelles opérations doit-elle s'adresser.

Je considère qu'elle doit être conservée, parce qu'elle
permet d'obtenir l'analgésie dans des cas où un anesthésique général n'a pu être employé et parce que
les faits permettent de la considérer comme bénigne.
Voici un exemple typique de son indication : une malade
de 20 ans est envoyée dans mon service pour une appendicite et dans les conditions suivantes. Atteinte d'une
insuffisance aortique, puis d'une appendicite à rechutes
graves, elle avait été admise à l'hôpital Saint-Antoine,
où mon collègue J. L. Faure jugea l'intervention indispensable. L'administration du chloroforme particulièrement délicate dans ce cas fut surveillée avec grande
attention, après plusieurs alertes on dut la suspendre
et renoncer à l'opération. Cette femme me fut adressée ;
après examen local et général, je pensai qu'elle suppor-
terait très facilement l'analgésie par voie lombaire. Je
la pratiquai le 5 juin 1902, à l'hôpital Beaujon, et l'opération eut lieu sans le moindre incident. Je chargeai
mon interne Ockynzick de tenir le pouls et d'enregistrer
tous les accidents qui pourraient survenir de ce côté.
Or sa tâche fut facile, car il n'y eut aucune variation no-

table de rythme ou d'intensité. La malade guérit simplement, sans céphalalgie ni nausées. N'aurais-je que
ce seul fait à vous rapporter qu'il suffirait à démontrer
l'utilité de cette pratique.

Les opérations sur le membre inférieur, le périnée,
la vessie, le vagin, l'anus et le rectum, les bourses, le
testicule, le col de l'utérus, la région inguino-crurale
c'est-à-dire les régions herniaires peuvent être faites
sous ce mode d'anesthésie. Je considère les autres
opérations, comme du domaine de l'anesthésie générale,
j'ai renoncé (sauf indications spéciales, semblable à
celle qui m'a fait opérer dans l'observation que je viens
de citer) à pratiquer sous la cocaïne la chirurgie abdo-
minale ; ce sont les vomissements ou les nausées
survenant pendant l'opération qui sont les causes de
cet abandon.

Les contre-indications générales me semblent très limi-
tées. On trouve partout répété que les artério-scléreux
supportent mal ce mode d'anesthésie, je m'inscris en
faux contre cette assertion, ou plutôt tout ce que j'ai
observé plaide en sens inverse. Le cas le plus remarquable que je puis citer à cet égard est celui d'un malade opéré dans mon service pour une gangrène du pied
d'origine artério-scléreuse, les artères de cet homme
étaient de vrais tuyaux de pipes. Je fis l'amputation de
Chopart, l'ischémie naturelle par athérome était telle
que je n'eus pas à faire une seule ligature ; mon
malade supporta sa cocaïnisation sans le moindre
trouble. J'ai opéré de la même façon trois malades
atteints de gangrène par athérome artériel, et cela sans
aucun incident. Je sais quelles craintes pouvaient sug-
gérer à cet égard les observations de la chirurgie Rou-
maine, mais je ne puis les partager. Aux enfants, aux
hystériques, à tous les malades atteints de myélites,
aux vieillards cachectiques, hémiplégiques, ou sous le

coup d'une attaque récente d'apoplexie que j'ai toujours reconnus comme devant subir la chloroformisation ou l'expectation, j'ajouterais les syphilitiques comme non justiciables de la méthode. Ces derniers supportent la cocaïne aussi bien que qui que ce soit, mais on sait avec quelle extrême fréquence la syphilis frappe les centres nerveux et les racines rachidiennes et je craindrais qu'une injection de cocaïne chez un de ces malades puisse faire rejeter sur le chirurgien la responsabilité d'un tabes ou d'une paralysie générale.

TABLE DES MATIÈRES

CHARTRES. — IMPRIMERIE DURAND, RUE FULBERT.

www.ingramcontent.com/pod-product-compliance
Ingram Content Group UK Ltd.
Pitfield, Milton Keynes, MK11 3LW, UK
UKHW020927140726
13695UKWH00003B/1014